AF318514

THÈSE

POUR

LE DOCTORAT EN MÉDECINE,

Présentée et soutenue le 13 mars 1854,

Par Alfred HOUZÉ DE L'AULNOIT,

né à Lille (Nord),

ancien Interne à l'hôpital des Enfants Malades
et à l'hôpital des Cliniques de la Faculté de Médecine de Paris.

RECHERCHES ANATOMIQUES ET PHYSIOLOGIQUES

SUR

LES VALVULES DES VEINES.

Le Candidat répondra aux questions qui lui seront faites sur les diverses parties
de l'enseignement médical.

PARIS.

RIGNOUX, IMPRIMEUR DE LA FACULTÉ DE MÉDECINE,
rue Monsieur-le-Prince, 31.

1854

1854. — *Houzé de l'Aulnoit.*

FACULTÉ DE MÉDECINE DE PARIS.

Professeurs.

M. P. DUBOIS, DOYEN.   MM.

Anatomie.................................... DÉNONVILLIERS.
Physiologie................................. BÉRARD, Président.
Physique médicale.......................... GAVARRET.
Histoire naturelle médicale............... MOQUIN-TANDON.
Chimie organique et chimie minérale....... WURTZ.
Pharmacie................................... SOUBEIRAN.
Hygiène..................................... BOUCHARDAT.
Pathologie médicale........................ { DUMÉRIL. / REQUIN.
Pathologie chirurgicale.................... { GERDY. / J. CLOQUET.
Anatomie pathologique...................... CRUVEILHIER.
Pathologie et thérapeutique générales..... ANDRAL.
Opérations et appareils.................... MALGAIGNE.
Thérapeutique et matière médicale........ GRISOLLE.
Médecine légale............................ ADELON.
Accouchements, maladies des femmes en
  couches et des enfants nouveau-nés..... MOREAU.
Clinique médicale.......................... { BOUILLAUD, Examinateur. / ROSTAN. / PIORRY. / TROUSSEAU.
Clinique chirurgicale...................... { ROUX. / VELPEAU. / LAUGIER. / NÉLATON.
Clinique d'accouchements................... P. DUBOIS.

Secrétaire, M. AMETTE.

Agrégés en exercice.

MM. ARAN.   MM. LECONTE.
    BECQUEREL, Examinateur.   ORFILA.
    BOUCHUT.   PAJOT.
    BROCA.   REGNAULD.
    DELPECH.   RICHARD.
    DEPAUL.   RICHET.
    FOLLIN.   ROBIN.
    GUBLER.   ROGER.
    GUENEAU DE MUSSY.   SAPPEY, Examinateur.
    HARDY.   SEGOND.
    JARJAVAY.   VERNEUIL.
    LASÈGUE.   VIGLA.

A LA MÉMOIRE

DE MON PÈRE.

Regrets éternels!

———

A MA MÈRE.

Affection immuable.

A MES BIEN-AIMÉS FRÈRES.

A M. SAPPEY,

Professeur agrégé de la Faculté de Médecine de Paris.

C'est à vous que je dois mes faibles connaissances anatomiques, veuillez agréer l'hommage de mon premier travail comme un témoignage de ma vive reconnaissance.

A MES PREMIERS MAITRES DANS LES HOPITAUX MILITAIRES :

M. MURVILLE,

Médecin principal de 1re Classe,
Chirurgien en Chef de l'Hôpital militaire de Lille,
Officier de la Légion d'Honneur ;

M. PARISE,

Professeur de Clinique externe à l'École de Médecine de Lille.

Témoignage de mon profond respect et de ma vive reconnaissance pour votre bienveillante sollicitude.

Je prie MM. Andral, Blache, Boyer, Bricheteau, Hérard, Pidoux, et Vidal (de Cassis), mes maîtres dans les hôpitaux de Paris, de recevoir ici l'expression de mes remercîments et de ma reconnaissance, pour les bons conseils et la bienveillance dont ils m'ont toujours honoré.

Je suis heureux de remercier publiquement M. Gonnet de l'intérêt qu'il m'a témoigné pendant le cours de mes études médicales.

INTRODUCTION.

Le travail qui fait l'objet de ma thèse inaugurale est un sujet de choix ; avancer qu'il m'a été proposé par M. Sappey, c'est assez le recommander à votre bienveillance. Cet éminent anatomiste avait si bien reconnu l'imperfection de la science sur l'appareil valvulaire, qu'il avait l'intention d'en faire une étude approfondie. Aussi n'est-ce point sans une certaine appréhension que j'ai accepté la responsabilité d'une œuvre qui exigeait de longues et minutieuses recherches. Jamais je n'aurais pu l'accomplir, si je n'avais rencontré un homme qui, en me faisant participer aux fruits de ses remarquables travaux, ne m'avait soutenu et encouragé de ses conseils pendant plusieurs années : qu'il me soit permis, en ce jour, de l'assurer de ma respectueuse et vive gratitude.

En parcourant les ouvrages ayant trait à mon sujet, quel ne fut point mon étonnement de voir le désaccord qui régnait parmi les anatomistes ! Les uns n'ont étudié les valvules que d'une manière générale, les autres ont écrit sans examiner par eux-mêmes ; aussi sont-ils obligés d'avouer leur incertiude sur les points les plus importants. Ces contradictions, ces dissidences, me jettent dans la triste nécessité de tendre un voile sur une argumentation qui ne me serait que trop facile. Je n'aurais pas osé parler avec cette franchise, si deux anatomistes distingués, MM. Chassaignac et Verneuil, dans leurs belles thèses de concours, où ils résument si brillamment l'état de la science, ne s'étaient plaints de la pauvreté des documents.

Dans mes considérations générales sur les valvules, j'ai passé en revue tous les éléments qui les constituent ; j'ai essayé de les grouper, de rapporter à des règles fixes leur siége, leur nombre et leur direction ; puis je les ai suivies dans toutes les veines de l'économie, et me suis efforcé de reproduire, dans quelques rapides aperçus, ce qu'elles présentaient de particulier dans les différentes régions.

Je ne veux écrire cet opuscule qu'avec mon scalpel, et ne soumettre à votre appréciation que des faits ou des conséquences qui résulteront de la dissection d'un grand nombre de sujets.

En contemplant ces belles dispositions de la nature, qui n'a rien fait sans un but qui ne nous échappe que trop souvent, j'ai toujours cherché à la faire parler, ou plutôt à la deviner, en faisant un appel à la physiologie, cette science indispensable pour l'étude raisonnée et intelligente de l'anatomie. C'est en admirant la parfaite harmonie de chacun de nos organes que l'on peut conclure à l'infaillibilité d'intention de celui qui y a présidé, et si, pour quelques-uns, l'anatomie peut être l'écho de cette grande voix, c'est assurément pour le système circulatoire. Ces valvules disposées de distance en distance pour aider l'ascension du sang contre les lois de la pesanteur, ou lutter contre son reflux, n'en sont-elles pas la preuve la plus frappante? A peine furent-elles connues, qu'un homme réellement anatomiste et physiologiste est venu annoncer au monde étonné les admirables lois d la circulation.

Une étude qui a rendu un si grand service à la science mériterait, je le pense, à ce seul titre, mon tribut; mais quelques considérations peuvent en découler encore. Elle nous apprendra, en effet, la transmission possible du sang des veines superficielles dans les profondes, la direction et l'étendue de ses mouvements oscillatoires; elle nous indiquera, d'une manière certaine, les limites de ce phénomène désigné sous le nom de *pouls veineux*, les usages des valvules des veines jugulaires pendant la vie intra-utérine, ainsi que plusieurs particularités relatives à la circulation du sang veineux.

RECHERCHES

ANATOMIQUES ET PHYSIOLOGIQUES

SUR LES

VALVULES DES VEINES.

L'appareil valvulaire nous offre deux sortes de replis membraneux : les uns propres à la circulation cardiaque ; les autres, à la circulation veineuse.

Les valvules cardiaques, au point de vue anatomique, sont parfaitement connues ; mais la physiologie de leurs mouvements, quoique très-bien déterminée par les auteurs, pourrait offrir encore quelques considérations d'un vif intérêt. Ces valvules, insérées sur des anneaux fibreux qui sont sous la dépendance des fibres musculaires, ne doivent-elles pas suivre leurs mouvements d'élévation ou d'abaissement en rapport avec la diastole ou la systole du cœur ? Cet organe, se contractant pour abaisser sa base et élever sa pointe, prend un appui sur les anneaux fibreux, qui, nullement mobilisés, cèdent à l'entraînement en forçant les valvules de les suivre. Ce déplacement favorise le *froncement* (1) des replis membraneux, et facilite l'oblitération plus parfaite des orifices.

J'espérais pouvoir déterminer, au moyen de recherches positives, ces nouveaux faits, qui ont leur importance dans le mécanisme de

____

(1) P. Bérard, *Cours de physiologie*, t. 3, p. 640.

la locomotion interne du cœur ; mais l'exactitude qui doit animer un pareil travail me force à remettre à une époque ultérieure ce sujet, qui peut offrir un certain intérêt à la physiologie.

Aussi aborderai-je seulement, dans cet opuscule, l'étude des valvules des veines.

Dans la première partie, nous exposerons les considérations générales relatives à leur conformation extérieure, à leur texture, à leur mécanisme, ainsi qu'à leurs usages. Pour compléter ce travail, nous le ferons précéder de l'étymologie et de l'historique de l'appareil valvulaire.

Dans la seconde partie, nous examinerons les replis membraneux des différentes veines des membres, du tronc et de la tête.

PREMIÈRE PARTIE.

ÉTYMOLOGIE.

Tout ce que Servius, cet ancien grammairien, peut nous apprendre sur l'origine du mot *valvule,* c'est que Virgile (1) se sert de *valvæ* pour exprimer le mécanisme des portes à deux battants : *Quæ revolvantur et se velant,* et qu'il adopte comme synonymes *fores, janua, ostia.* Isidore (2), à cause du rapprochement avec le mot *revolvari,* veut que l'on dise *valvæ* ou *volvæ, quod introrsum revolvantur.*

D'après ces explications, on comprend que de *valvæ* on ait fait valvules, petites valves qui rendent assez bien compte des mouve-

---

(1) Virgile, ad librum 1 *Æneid.* Virgile emprunte ce mot à Varron.

(2) Isidorus, *Etymol.,* liv. 14, c. 7.

ments d'élévation et d'abaissement que subissent les replis membraneux, suivant le trajet du sang.

Les auteurs grecs désignaient les valvules qui couronnent les
orifices du cœur sous le nom d'υμενες et επιφυσεις υμενων.

Mundinus, pour les valvules du cœur, et Fabrice d'Aquapendente,
pour celles des veines, adoptent le mot générique d'*ostiola*. On
trouve encore dans Servius les anciens termes *sive valvæ, sive fores;*
et dans Salomon Albert, *membranæ* (σιγμοειδεις). Ce dernier avoue
pourtant que les auteurs de son époque désignaient les membranes
sigmoïdes du nom de *valvæ* ou *ostiola*. Actuellement le mot valvule
est accepté par tous les anatomistes; en le changeant, on jetterait
la confusion parmi les auteurs, sans éclairer la science.

Pourtant, afin de faciliter la description, je me servirai des mots
replis membraneux, replis valvulaires, comme synonymes de valvules; de même je dirai indifféremment liséré, cintre fibreux, pour
le bourrelet qui livre insertion au repli de la membrane interne des
veines. Je nommerai les veines privées de valvules veines avalvulaires, et les valvules situées soit dans la continuité, soit aux orifices des vaisseaux, les premières, valvules pariétales, les secondes,
valvules ostiales. Les pariétales, étant presque toujours compo-
sées de l'annexion de deux valvules, seront dites indistinctement,
dans ce travail, valvules doubles, valvules paires.

Chaque repli offrant deux feuillets, j'appellerai feuillet pariétal celui
qui est en rapport avec les parois du vaisseau, et feuillet axillaire
celui qui regarde l'axe de la cavité veineuse.

HISTORIQUE DES VALVULES DES VEINES.

L'histoire des valvules des veines ne remonte qu'au commence-
ment du 16e siècle; le premier auteur qui en fait mention est
Estienne (1545), qui les désigne sous le nom si vague d'*épiphyses*.
Une si complète obscurité règne dans sa description, qu'on ne peut

croire qu'il les ait réellement observées ; ce qu'il dit des épiphyses des veines sus-hépatiques ne peut se rapporter qu'aux éperons qui couronnent leurs orifices au moment de se jeter dans la veine cave inférieure, identiques à ceux que présentent les artères dans leurs bifurcations (1).

En 1547, Cannanus écrivait à Amatus Lusitanus, pour lui faire part de la présence de replis valvulaires dans la veine azygos (2). Cet auteur s'est complétement mépris sur leurs usages, puisque, dit-il, elles auraient pour but d'empêcher l'arrivée du sang dans la veine cave supérieure. A cette première erreur, succède une longue divagation sur cette fameuse théorie de la pleurésie, qui régna pendant tout le 16° siècle.

Dès cette époque, l'attention des anatomistes fut attirée vers les valvules de la veine azygos; mais tant de causes d'erreur présidaient à leurs recherches sur cette veine, comme nous le verrons plus loin, que, d'une voix unanime, Fallope, Eustachi, déclarèrent que Cannanus avait été induit en erreur. Aussi cette découverte demeura ensevelie jusqu'en 1560, où les rédacteurs de l'*Isagoge anatomique* (3) prétendirent que Sylvius, professeur de la Faculté de Paris, avait fait connaître, longtemps avant sa mort, des épiphyses à l'orifice des jugulaires, de l'azygos, et dans la continuité des veines brachiales, ainsi que dans la veine cave inférieure à sa sortie du foie. Sylvius ne peut réellement baser sa priorité sur un énoncé aussi vague ; car il est de toute évidence que les auteurs de l'Isagoge ont emprunté à Cannanus les valvules de la veine azygos, qui agitait alors le monde médical depuis treize ans, et à Estienne, le terme

---

(1) Ch. Estienne, *de Dissectione partione corporis humani*, lib. 2, cap. 9, et lib 3, Paris, 1545, in-folio, p. 182, leg. 44, et p. 357, leg. 11.

(2) Amatus Lusitanus, *Curationum medicini cent. prim. curat.*, in-8°, p. 258 ; Florence, 1551.

(3) Hippoc. et Gal., *Part. physiolog. anat. Isagoge*, in-8°; Paris, 1560.

— 13 —

générique d'épiphyse, tout en maintenant son erreur sur les veines sus-hépatiques. En outre, Schmiedt (1) nous apprend que Vésale vécut dans sa jeunesse non-seulement à Paris, mais fut même le disciple de ce célèbre professeur, et pourtant on ne trouve, dans sa première édition de la *Structure du corps humain*, aucun passage qui mentionne la supposée découverte de son maître. De plus, à peine eut-il connaissance de la lettre de Cannanus, qu'il s'empressa de le reconnaître comme le véritable auteur qui ait le premier mentionné les valvules de l'azygos (2). Une si franche assertion ne rencontra point depuis une seule contradiction parmi les anatomistes du 16° siècle, sous le rapport de la priorité; et pourtant, jusqu'à Riolan (3) (1662), tous nièrent la présence de replis membraneux dans l'intérieur de cette veine. Bientôt, en effet, la découverte de Cannanus tomba dans l'oubli, et le hasard devait de nouveau se charger de faire progresser la science. Ce n'est qu'en 1586 que Piccolomini, professeur (4) romain, faillit tomber en extase devant les milliers de valvules du système veineux. Une semblable admiration prouve suffisamment que l'existence de ces valvules était pour lui un fait tout nouveau; aussi prétend-il être le premier qui ait vu ces replis membraneux.

La découverte de Piccolomini passa inaperçue, même des anatomistes italiens, et tel était le faible retentissement des faits scienti-

---

(1) Gabriel Schmiedt, *de Valvulis vasorum* (thèse); Helmstadii, 1682 (*Selectarum disputationum anatomicarum*, vol. 2, p. 56, l. 1 et seq.; Haller).

(2) Vésale, in *Examine observ. Fallopii*, p. 131; en outre, in *Altera editione librorum de Fabrica*, lib. 1, c. 6.

(3) *OEuvres anat. de Riolan*, mises en français par Pierre Constant, in-4°, p. 512; Paris, 1662. *Anthrop.*, lib. 3, cap. 8.

(4) Piccolomini, lib. 11, lec. 3 : «Admirationem ita excitavit, ut fere in ecta-«sin ageret. »

fiques, que l'illustre Fabrice d'Aquapendente (1), professeur de
Padoue, n'en eut point connaissance. Aussi, en 1603, en publiant
son excellent travail de *Ostiolis venarum*, s'étonne-t-il qu'une si admirable disposition ait échappé aux recherches des anatomistes qui
l'ont précédé. Il avoue que c'est en 1574 qu'il en a été témoin pour
la première fois, ainsi qu'on peut en juger par le passage suivant:
« De his itaque in præsentia locuturis, subit premium mirari, quo-
«modo ostiola hæc, ad hanc usque ætatem tam priscos quam recen-
«tiores anatomicos adeo latuerint; ut non solum nulla prorsus
«mentio de ipsis facta sit, sed neque aliquis prices hæc viderit quam
«anno 1574, quo a me summa cum lœtitia inter dessecandum ob-
«servata fuero » (2).

Fabrice, comme tous les auteurs qui l'ont précédé, a été amené
par le hasard à cette découverte; mais il n'en resta pas simple spec-
tateur. Après avoir décrit avec soin la forme, la situation, la direction des valvules, il enrichit son précieux ouvrage de planches où
le mérite de l'anatomiste le cède à peine à celui de l'observateur.
Loin de se laisser décourager par l'apparente irrégularité de ces
innombrables replis membraneux, il a su assigner leur siége en
établissant des lois que nous pouvons encore invoquer au milieu des
nombreuses anomalies du système veineux.

Mais à peine a-t-il proclamé ses belles recherches anatomiques
sur l'appareil valvulaire, qu'il en nie les conséquences; loin de reconnaître que le sang circule, il persiste à croire qu'il oscille (3).
La découverte de la circulation était sans doute un fardeau trop
lourd pour un homme depuis longtemps illustre et au déclin de sa
carrière : une telle découverte réclamait toutes les forces vives du

---

(1) Hieronymi Fabrici ab Aquapendente, anatomici Patavini, *de Venarum ostiolis;* Francfort, 1624.

(2) Loc. cit., p. 146, leg. 14.

(3) Fabrice, loc. cit., p. 147, leg. 25.

génie et de la jeunesse ; car, si elle devait couvrir de gloire son auteur, elle devait aussi l'abreuver d'amertume. Aucun tableau n'est plus frappant de la vive opposition que rencontra le triomphe de cette grande découverte, que le brillant passage dans lequel M. Sappey retrace la ligue de l'Europe entière, luttant pour le maintien de ses fausses et absurdes théories du moyen âge.

« Entre toutes les vérités successivement conquises par l'observation, aucune peut-être ne s'est présentée à l'admiration des hommes avec un pareil cortége de simplicité, de grandeur et d'évidence : c'est assez dire qu'elle devait rencontrer la plus violente opposition, car toute vérité est un rayon de lumière ; et plus la lumière sera vive, plus elle détruira d'illusions, de préjugés, d'erreurs de tout genre ; plus elle détrônera de petites théories et de fausses hypothèses, plus elle soulèvera de clameurs. Aussi la gloire que décernent les grandes découvertes se mesure-t-elle trop souvent au nombre de leurs blasphémateurs ; celle d'Harvey fut complète ; l'Europe entière se déchaîna contre lui, et cette guerre impie dura quinze ans » (1).

Riolan (2) n'apparaît dans l'histoire des valvules que pour avoir confirmé en 1662 les recherches de Cannanus sur l'azygos ; et, chose étrange ; c'est le seul anatomiste depuis 1547, époque à laquelle parut la lettre à Lusitanus, qui mentionne avec Vésale ces replis membraneux. Cependant leur existence ne sera pas encore assurée ; car, de nos jours, des hommes très-distingués refusent même de les admettre, et adoptent l'opinion de Fallope, d'Eustachi, de Carcanus, de Dulaurens et de Bauhin ; ce dernier, dans sa 2ᵉ édition, est forcé d'avouer que Riolan l'a convaincu.

---

(1) Sappey, *Traité d'anatomie*, p. 528.

(2) Riolan, *OEuvres anatomiques*, mises en français par Pierre Constant, in-4°, t. 1, p. 512; Paris, 1662. *Anthrop.*, lib. 3, cap. 8.

En 1682, parut la thèse de Schmiedt (1), qui mérite une mention honorable parmi les anatomistes que nous venons de citer ; c'est le seul auteur où nous ayons trouvé l'étymologie du mot valvule. Ses nombreuses recherches sur l'historique ont assurément éclairé la science sur ce point, et ses considérations sur les valvules des vaisseaux résument presque tous les travavx antérieurs ; pourtant ce travail est resté presque inconnu jusqu'à nos jours. Il en est de même de celui de Richelmann, 1683 (2), atttribué à Kemper, comme le premier à Meïbomius. Cet anatomiste propose le mot *turbidinæ* pour les valvules offrant quelques similitudes avec celle de Bauhin ; il les range confusément dans une deuxième classe, dont les valvules unguéales constitueraient la première.

Je ne citerai qu'en passant Monro, Senac, Lieutaud, qui laissent beaucoup à désirer dans leurs études sur le système valvulaire, nullement inspirées par le beau travail de Fabrice.

Dans ces dernières années, parurent plusieurs monographies importantes sur le système veineux, où les valvules occupent une place un peu restreinte. Béclard et Meckel y ont avancé des faits inexacts sur le nombre comparatif des replis membraneux dans les veines superficielles et profondes ; mais la parfaite observation qui anime les recherches de MM. Denonvilliers (3) et Sappey n'a pas tardé de faire disparaître leurs erreurs de la science. Il ne manquait à leurs assertions, si vraies et si justes, qu'un tableau avec des données sur la longueur et le nombre des valvules des différentes veines ; j'ai voulu suppléer à cette absence de preuves et leur fournir ainsi des moyens irrécusables pour soutenir leurs opinions, si conformes avec la vérité.

Les sérieuses études de M. Sappey sur le système vasculaire m'en-

---

(1) Schmiedt, loc. cit., 1682.

(2) Richelmann, thèse, recueil d'Haller, vol. 2, p. 81 ; 1683.

(3) Denonvilliers, thèse de concours, 1847.

gageront à faire de larges emprunts à son traité d'anatomie (1).
Les thèses de MM. Chassaignac (2) et Verneuil (3) nous fourniront quelques nouveaux aperçus originaux sur notre sujet, tout
en leur appliquant les modifications en rapport avec nos recherches.

Nous n'avons trouvé dans le recueil des thèses inaugurales de la
Faculté de Paris qu'une seule où l'on traite très-secondairement des
valvules des veines; M. Caillet, son auteur, réclame la priorité
pour la mention des valvules coniques (4). Mais Schmiedt nous apprend que Ruysch les connaissait, et leur avait même donné le
nom de *valvules ovales,* ainsi qu'on peut en juger par le passage
suivant : « Ovalas has corpus ad instar ovi acuminatum appellat
« Ruyschius » (5).

Description des valvules.

Les valvules nous offrent à considérer leur conformation extérieure, leur texture, leur mécanisme, et leurs usages.

§ Ier. — Conformation extérieure des valvules.

L'étude de la conformation extérieure des valvules comprend
leur forme, leur situation, leur direction, et leur nombre.

---

(1) Sappey, *Traité d'anatomie.*

(2) Chassaignac, *de la Circulation veineuse;* thèse de concours, 1836.

(3) Verneuil, *du Système nerveux;* thèse de concours, 1853.

(4) Caillet, *Dissertation anat. sur les valvules;* thèse inaugur., 1839.

(5) Schmiedt, *loc.* cit., p. 68, leg. 29.

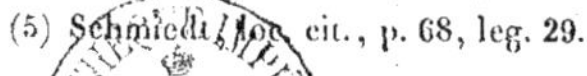

3

A. *Forme des valvules.*

Considérées dans leurs formes, leur situation et leur nombre, les valvules peuvent être divisées en deux grandes classes :

1° En celles qui sont échelonnées sur les parois des veines ;

2° En celles qui répondent à l'embouchure de ces vaissseaux.

Nous appellerons les premières *valvules pariétales*, les secondes *valvules ostiales*.

Dans leur état de perfection, les valvules pariétales ont une forme identique à celles de l'artère pulmonaire, et les ostiales rappellent la conformation de la valvule iléo-cœcale ; ces dernières, par leur extrême rareté, ne nous occuperont que très-légèrement.

1. *Valvules pariétales.*— Ces valvules sont disposées par paires, les deux valvules de la même paire sont identiques ; la description de l'une d'elles se rapportera donc à la seconde. Après les avoir étudiées isolément, rien ne nous sera plus facile que d'apprécier leurs rapports respectifs ; ces replis simulent dans la très-grande majorité des cas deux petits nids de pigeon au moment du reflux sanguin.

Chacun de ces nids de pigeon nous offre à considérer :

a. Un bourrelet fibreux ou squelette de la valvulve ;

b. Un repli de la tunique interne des veines ;

c. Une cavité valvulaire ;

d. Un petit sinus produit par l'amincissement des parois vasculaires.

a. Le bourrelet ou squelette de la valvule est constitué par quelques fibres intimement confondues avec les différentes tuniques du vaisseau. Il forme sur la membrane externe des gros troncs un relief brillant et nacré ; aussi peut-on, à la simple vue, déterminer ses contours et son siége.

On peut lui distinguer un corps relié à deux extrémités.

Ce corps est très-variable dans sa forme : tantôt il simulera une demi-circonférence ; tantôt, par son atrophie, les extrémités sembleront converger l'une sur l'autre, et intercepter ainsi entre elles un espace angulaire. Cette variété du liséré fibreux implique des formes identiques au repli membraneux qui y prend insertion, de telle sorte que, dans le premier cas, la valvule sera parabolique ou unguéale ; dans le second, conique. Si l'on n'observe qu'un seul bourrelet, la valvule sera dite simple ; elle est double au contraire, s'il y en a deux réunis par leurs extrémités libres. Les valvules triples sont rares, les quadruples exceptionnelles, et les quintuples n'ont été observées que chez les animaux ; chez l'homme, elles seraient une monstruosité valvulaire.

Dans les valvules doubles ou triples, l'accolement des cornes entre elles se fait toujours sous un angle aigu dont la grandeur est très-variable. Du point de contact des extrémités fibreuses, naît souvent un éperon qui se prolonge assez loin sur la paroi veineuse, en contractant adhérence avec elle dans toute son étendue. M. Verneuil a constaté un cas où il y avait une solution de continuité qui permettait le passage d'un stylet entre le prolongement des cintres fibreux et la membrane externe du vaisseau ; l'insertion était alors épididymaire.

Dans les considérations générales sur les valvules, j'aborderai, aux articles spéciaux, ce qui se rapporte à la direction, à la structure, et aux usages de ce cintre fibreux.

b. La cloison valvulaire est un repli de la membrane séreuse, qui part et revient au bourrelet, en interceptant dans sa réflexion quelques fibres celluleuses. Ce pli offre donc deux feuillets, l'un ascendant, l'autre descendant, se continuant l'un avec l'autre dans le bord libre, et s'écartant au-dessus et au-dessous du relief fibreux, tout en y contractant une adhérence intime, pour se continuer avec la tunique interne qui les a primitivement produits ; ce trajet est, ainsi que nous le voyons, analogue à celui des lames épiploïques. Ce repli nous offre donc deux faces et deux bords. Des deux faces, l'une regarde la paroi vasculaire; l'autre, l'axe du vaisseau. Les bords sont l'un adhérent, l'autre libre.

Dans l'état de tension de la valvule, le feuillet pariétal est concave, dirigé, dans la grande majorité des cas, vers le cœur ; le second est convexe et regarde les capillaires. Le bord adhérent se moule sur les contours du cintre fibreux, et le bord libre, dans la valvule unique, vient s'appliquer sur la paroi opposée à l'insertion du repli membraneux. La lumière du vaisseau se trouve donc ainsi oblitérée par une espèce de diaphragme qui sert de point d'appui au sang dans les régions soumises aax lois de la pesanteur, et de digue dans les branches sans cesse en lutte avec le reflux cardiaque.

Dans les valvules doubles, les bords libres et souvent les feuillets *axillaires* s'accolent les uns aux autres, et de leur contact résulte une cloison médiane qui transforme la cavité de la veine en deux petits culs-de-sacs. Si les valvules sont multiples, l'adossement des replis formera autant de petits nids de pigeon qu'il y aura de replis membraneux.

c. On donne le nom de *cavité valvulaire* à l'espace résultant de l'écartement du repli d'avec la paroi veineuse. La forme de cette cavité sera en rapport avec celle du bourrelet, principal élément de la valvule; aussi tantôt sera-t-elle parabolique, tantôt conique. La grandeur variera avec l'ampleur de la veine et l'étendue des replis séreux ; son diamètre transversal l'emportera sur le diamètre vertical, si les bords libres sont seuls en contact; ce sera le contraire, si les feuillets axillaires sont simplement accolés l'un à l'autre, ainsi qu'on l'observe, quand la pression sanguine est légère et n'exige pas toute la distension que peuvent comporter les valvules pariétales.

d. *Sinus.* Une heureuse disposition permet encore l'agrandissement de la cavité de la valvule : c'est l'étendue plus ou moins considérable que présente le petit sinus formé par l'enfoncement ampulliforme des parois veineuses dans l'aire circonscrite par le cintre fibreux. La profondeur de ce petit sinus variera avec la tension sanguine; il est dû à un amincissement des parois vasculaires, ainsi que j'ai pu le constater en les regardant à contre-jour. On observe alors une transparence qui contraste avec l'opacité que présentent les tuniques dans les autres points de la continuité du vaisseau. Cette disposition anatomique rend principalement compte des nœuds que présentent les veines soumises à l'injection. Nul doute que cet amincissement ne soit le résultat du choc en retour de la colonne liquide dans l'angle dièdre de la cavité valvulaire; et comme le liséré fibreux, par son heureuse disposition, est inextensible, les diverses couches de la veine comprises dans la concavité se laissent d'abord distendre, puis finissent par être vaincues dans cette lutte sans cesse renaissante de la puissance contre la résistance. Telle est l'origine du petit sinus que l'on voit dans l'intérieur du vaisseau, et qui se traduit au dehors sous la forme d'une petite ampoule. Si l'effort sanguin est immodéré par suite de l'oblitération d'un gros tronc, ou si les plans fibreux ne prêtent qu'une vaine protection à l'appareil valvulaire, les parois veineuses, seulement distendues et amincies, se déjeteront sur les côtés; le petit sinus normal sera converti en une vaste cavité, dont l'orifice, bientôt insensible, permettra à peine la sortie du sang.

Tel est le mécanisme, le mode de production, et le siége des varices qui affectent si fréquemment les veines superficielles des membres inférieurs.

En traitant plus loin de la valvule à son état de repos, nous examinerons les rapports du sinus avec le feuillet pariétal.

Dans la description précédente, nous avons eu pour but de faire connaître les valvules doubles pariétales dans leur parfaite intégrité. Leur arrêt de développement, ainsi que les adhérences qui peuvent souder les bords libres des replis, nous conduisent à exposer les quelques variétés qui ont une importance réelle soit dans leur rôle physiologique, soit dans les recherches tendant à préciser leur nombre dans les différentes veines de l'économie.

VARIÉTÉS.

1re variété. Absence du repli séreux.

Nous avons posé en principe que le liséré fibreux était l'élément fondamental des valvules situées surtout dans la continuité. S'il est toujours constant, il n'en est pas de même du repli séreux ; dans plusieurs veines, on constate son absence complète. On ne peut ouvrir les saphènes, sans en trouver de nombreux exemples. La valvule ou plutôt les valvules doubles sont alors réduites à leurs bourrelets, qui font un léger relief sur la membrane externe du vaisseau; un stylet promené sur sa surfrce constate l'absence de tout repli. Aussi dans ce cas, point de cavité valvulaire ; le sinus même est rarement apparent. La séreuse pariétale contenue dans l'intérieur du cintre fibreux offre une sorte d'éraillement simulant des fibres circulaires et concentriques, qui deviennent presque linéaires en se rapprochant du centre. Je ne puis mieux comparer cette disposition qu'à la lunule de l'ongle. Je crois utile d'être prévenu de cet àvortement valvulaire, que je n'ose qualifier de valvule incomplète ou imparfaite, parce que le mot valvule entraîne avec elle l'idée d'un diaphragme qui s'élève et s'abaisse; aussi dirais-je simplement de cette atrophie de l'élément obturateur, car les contradictions des auteurs sur le nombre des replis qui cloisonnent l'intérieur des veines, proviennent surtout de la confusion engendrée par cette variété. Ainsi, pour en citer un exemple, la veine saphène interne, chez un sujet possédait seulement, dans la portion fémorale, cinq valvules doubles pariétales complètes et quatre ayant subi l'arrêt de développement que nous signalons. Pour ceux qui se seraient contentés de l'apparence valvulaire, la saphène aurait eu neuf valvules; pour d'autres, au contraire, qui ne se seraient basés que sur la présence des replis, cette veine n'en aurait eu que cinq; les quatre autres lisérés auraient été complétement négligés, et à tort, selon nous.

Ces derniers ne sont point obturateurs, il est vrai, mais ils jouent
un rôle très-actif de protection contre la distension des parois par
l'inextensibilité de leurs fibres constitutives. En effet, ainsi que Fabrice nous l'apprend et que nous nous permettons de le déclarer
par anticipation, «les valvules siégent en dessous de l'orifice des
branches collatérales. » Si ces branches sont en très-petit nombre,
les parois de la veine seraient donc dépourvues, dans une grande
partie de leur continuité, de tout moyen de protection. Il n'en est
pas ainsi ; l'examen anatomique nous apprend que, dans ces cas,
l'on rencontre plusieurs cintres fibreux qui s'opposent à la distension
des tuniques veineuses. Css considérations, qui ont une certaine
importance, accorderont une place dans la science à ces arrêts de
développement valvulaires, qui constituent une des variétés les plus
curieuses et les plus fréquentes que nous ayons observées.

Cet arrêt de développement n'est pas toujours identique. Des
deux valvules doubles qui constituent la valvule pariétale, souvent
l'une est complète et l'autre atrophiée. Dans les cas si rares de valvules triples que présente la veine fémorale au-dessus de l'orifice
de la saphène interne, j'ai rencontré deux valvules avec leurs cavités vasculaires ; la troisième rentrait dans la variété dont nous
nous occupons, et rendait par conséquent les deux autres insuffisantes, ce qui peut avoir les plus grands inconvénients sur la circulation du membre inférieur.

Je ne chercherai point à expliquer l'absence du repli valvulaire.
A-t-il contracté des adhérences avec la paroi veineuse ou a-t-il dis-
paru lentement ? Ce sont des questions puériles qui ne peuvent ins-
pirer aucun intérêt à un esprit sérieux.

2e variété. Adhérence des bords libres des replis valvulaires.

Nous avons vu que les voiles membraneux s'inséraient au pour-
tour du liséré ; que leurs bords libres n'avaient qu'un simple rapport de contact au moment du reflux sanguin. Il n'est pas rare

pourtant de rencontrer entre eux des adhérences ; les plus fréquentes consistent dans la continuation de leurs bords flottants au
point où les extrémités des cintres fibreux convergent l'une vers
l'autre. Leurs angles de jonction deviennent alors de petits angles
dièdres, dont les bords sont constitués par les éperons des lisérés,
la face externe par la paroi vasculaire, la face interne par le prolongement en forme de pont du repli séreux avec celui de la valvule
voisine ; la cavité contenue dans leur intérieur regarde les capillaires. C'est une petite valvule dont la direction et les usages se trouvent en opposition avec celles qui sont physiologiques ; cette variété
est très-commune dans les gros troncs qui avoisinent le cœur, tels
que les veines sous-clavières et les axillaires.

Une telle disposition a nécessairement pour but :

1° Par la petite cavité, de ralentir la marche ascendante du sang,
et d'empêcher un afflux trop considérable dans les troncs innominés;

2° Par l'adhérence des bords libres, de rendre les deux replis
solidaires l'un à l'autre dans leur état de relâchement ou de tension,
ainsi qu'on peut s'en convaincre en exerçant quelques tractions sur
les parties flottantes.

3. Dans une dernière variété, nous rangerons les nombreuses
anomalies de forme, de situation et de rapports, que peuvent affecter entre elles les valvules doubles.

Dans le premier cas, on peut constater : 1° Un partiel arrêt de
développement des replis, ainsi que M. Verneuil m'en a rapporté
un cas ; ils ne s'inséraient que sur le corps des lisérés. Je n'ai pu,
dans mes recherches, rencontrer une disposition semblable ; aussi
je la crois excessivement rare. Elle aurait, du reste, pour but de
rendre les valvules insuffisantes. 2° L'union d'une valvule conique
à une autre unguéale.

Dans les autres, tantôt l'asymétrie porte sur le plan d'insertion ;

l'une alors est plus développée et peut oblitérer à elle seule soit les deux tiers, soit les trois quarts de la lumière du vaisseau.

II. *Valvules ostiales.* — Ces valvules ne siégent qu'aux orifices de certaines branches dans le tronc principal ; de là le nom que nous leur avons assigné pour les distinguer des valvules pariétales, dont elles diffèrent surtout par leur forme et leur peu de fréquence.

Richelmann les appelle valvules en toupie.

Les valvules du premier genre nous ont présenté un liséré, un voile membraneux, et par suite une cavité ; celles qui doivent constituer le second se présentent à nous sous la forme d'un diaphragme.

La solution de continuité qui sépare les demi-cercles constitue les bords flottants des replis membraneux. Tous les points de la circonférence, se continuant avec les éperons des orifices, forment les bords adhérents ; des deux faces, l'une est parallèle à l'axe du tronc principal, l'autre perpendiculaire à celui du petit rameau.

Par le rapprochement des bords libres, la valvule se transforme en cloison qui oblitère complétement l'orifice et empêche le reflux du sang. Ces petits replis ont le même mécanisme que ceux de la valvule iléo-cœcale ; on les rencontre surtout à la terminaison des veines intercostales dans l'azygos, et souvent à l'embouchure des veines lombaires dans la veine cave inférieure.

Au lieu de deux replis, l'on peut n'en constater qu'un seul, qui alors s'insère sur les deux tiers de la circonférence : ainsi, par exemple, la valvule de la grande veine coronaire, à laquelle Thebesius a laissé son nom. Quelquefois ce repli unique se subdivise en deux feuillets qui simulent les valves de l'huître ; dans ce cas, au moment du reflux, l'angle dièdre compris entre eux s'entr'ouvre, et le sang, en les distendant, fait proéminer l'un dans la cavité principale, et applique le second contre l'orifice de la branche secondaire.

Richelmann est le premier auteur qui ait observé la différence de forme des valvules situées aux orifices. Il rappelle toutes les variétés qu'elles peuvent présenter, et, à en juger par sa description, elles sont infinies : depuis la circonférence jusqu'au quadrilatère, depuis la multiplicité des voiles jusqu'à leur unité (1).

Avant de terminer ce qui est relatif à ce dernier genre, je crois utile de faire observer que les valvules pariétales situées aux orifices ont la plus grande analogie avec les valvules ostiales, lorsqu'on les considère au moment où leurs bords libres proéminent dans la cavité veineuse du gros tronc ; mais, si on incise les parois, on ne tarde pas à reconnaître qu'elles ont un bourrelet qui leur livre insertion. En outre, leurs bords adhérents sont toujours distants d'un demi-centimètre de l'éperon qui couronne l'embouchure, et s'il y avait un rapport de continuité entre eux, ce ne serait qu'au moyen de la prolongation des cornes du cintre fibreux. Ces simples caracrères ne permettront pas de confondre les valvules qui appartiennent à l'un ou à l'autre des deux genres que nous avons adoptés.

B. Situation des valvules.

La situation des replis membraneux dans l'intérieur des veines est un des points les plus intéressants et les plus féconds en applications physiologiques de tout le système valvulaire.

C'est en l'invoquant que nous avons pu ramener à des règles fixes la classification des diverses formes ; c'est en tenant compte des lois qui la régissent que nous chercherons à concilier le désaccord des auteurs sur le nombre si variable des valvules dans les principales veines de l'économie.

Pour compléter ce que nous savons déjà sur le siége des valvules

---

(1) Richelmann, de Valvularum natura, thèse, 1683, p. 87.

ostiales, il nous suffit d'avancer qu'on les rencontre surtout aux orifices des petits rameaux dans de grosses veines.

Quant aux valvules pariétales, on peut résumer dans les propositions suivantes ce qui est relatif à leur situation :

1° *Elles sont opposées dans un même point du vaisseau ;*
2° *Les valvules supérieures sont alternes avec celles qui sont inférieures.*

C'est au célèbre professeur de Padoue que nous devons cette loi d'alternance qui préside à l'insertion des replis membraneux dans la continuité des veines. Il l'a fait représenter avec soin dans les planches qui font suite à son ouvrage *de Ostiolis venarum*, et pour ne laisser aucun doute sur ce point, il conseille de retourner la veine fémorale sur une tige de verre. Cette petite préparation m'a permis de constater qu'à des valvules insérées sur les faces latérales en correspondaient d'autres inférieurement qui se partageaient les parois antérieure et postérieure du vaisseau. De plus, pour ne pas être illusionné par la torsion qu'auraient pu subir les tuniques veineuses, j'ai laissé à la veine ses rapports avec les parties ambiantes. D'après le relief brillant et nacré que forment les lisérés fibreux sur la membrane la plus externe, je puis assurer qu'ils ne suivent pas une ligne verticale, mais qu'ils regardent alternativement les premiers à droite, les seconds à gauche, sans toutefois présenter une parfaite symétrie d'alternance.

3° *Les valvules pariétales siégent presque constamment en dessous de l'orifice d'une branche collatérale.*

C'est encore à Fabrice d'Aquapendente qu'il faut s'adresser pour lire la première description de cette loi, qui rend un compte si parfait et si satisfaisant du siége des replis valvulaires :

« In majori rame, paulo sub orificio minoris propagati ramuli,
« ostiolum quasi septum conformatur » (loc. cit., p. 149, lig. 2).

C'est surtout dans les veines superficielles, dans les veines tibiales et humérales qu'on peut se convaincre de la très-grande fréquence de cette proposition. J'ai toujours trouvé un rapport intime entre le nombre des branches collatérales et celui des valvules. Ainsi donc, avec les arrêts de développement des replis membraneux, voici une seconde cause qui modifiera l'énumération des replis valvulaires dans certaines veines. C'est surtout en traitant du nombre des valvules en général que je m'appuierai sur cette curieuse particularité, que je me contente de mentionner au sujet du siége.

4° *Presque tous les orifices des rameaux dans les branches, des branches dans les troncs, sont munis d'un petit appareil valvulaire.*

Les valvules, dans ces différents cas, sont encore pariétales. Leur insertion se fait non sur les éperons qui limitent les orifices, mais sur les parois veineuses, à 4 ou 5 millimètres de l'embouchure.

Cette proposition demeure de toute évidence, si on examine la terminaison soit des veines cutanées, soit des musculaires dans leurs troncs respectifs.

Du reste, tous les auteurs ont été frappés de la constance de ce fait anatomique, et leurs opinions sont unanimes à ce sujet.

C. *Direction des valvules.*

Ainsi que nous l'avons vu en traitant de la forme, les valvules sont constituées par des parties fixes et par d'autres mobiles. Les quelques considérations que nous allons aborder ne se rapporteront qu'aux premiers éléments, qui dans toutes les veines ont toujours un rapport constant avec leurs trajets ; les seconds, étant au contraire modifiés suivant le cours normal ou anormal du sang, rentreront dans le mécanisme des mouvements dévolus aux replis membraneux.

Les parties fixes des valvules comprennent les bourrelets fibreux, qui peuvent être considérés comme l'organe principal des nombreux replis disséminés sur la membrane interne des vaisseaux, et qui de plus sont toujours constants.

Leur direction est en rapport avec le cours du sang, et par conséquent variable suivant qu'il suivra un trajet qui les rapprochera ou les éloignera du cœur. Ainsi la direction des canaux sanguins déterminera tout ce qui est relatif à celle des valvules, et dans ces différents cas, la convexité du liséré fibreux regardera les capillaires, et la concavité, l'orifice de terminaison de leurs parois respectives.

D. Nombre des valvules.

Piccolomini, dans son admiration, nous rapporte que les valvules sont presque innombrables : «Innumerabiles pene valvas in «mediis venis esse recondititas.» Il aurait même pu donner plus d'extension à sa pensée; vouloir préciser le nombre des valvules serait une œuvre impossible.

Les veines musculaires sont cloisonnées de replis membraneux jusque dans leurs dernières ramifications, qui, du reste, sont infinies, ainsi qu'on peut facilement le constater. Au premier abord, l'on pourrait supposer ce dénombrement facile dans les grosses veines profondes et superficielles; mais, en se rappelant les variétés de longueur que présentent ces vaisseaux, il est aisé de comprendre qu'on ne peut arriver qu'à une simple approximation.

De plus, si, en persévérant investigateur, l'on incise les parois, la plus légère attention suffit pour convaincre qu'outre les anomalies propres aux canaux veineux, d'autres se présentent dans la forme et le siége des valvules. Nous avons suffisamment insisté pour prouver comment les modifications de forme pourraient influencer le nombre des valvules suivant qu'on tient compte de tous leurs éléments ou d'un seul. Aussi arriverons-nous aux causes qui peuvent modifier le siége et par conséquent le nombre des replis membraneux.

La terminaison d'un rameau dans une branche ou d'une branche dans un tronc offre deux valvules paires, l'une à l'orifice du plus petit conduit, l'autre dans la continuité du plus grand.

D'où nous pouvons conclure que *plus une veine recevra de veinules, plus le nombre valvulaire* sera considérable. Or, ainsi qu'il est
parfaitement notoire en anatomie, rien n'est plus sujet aux anomalies que le nombre, la situation, la direction, et même la terminaison des canaux à sang noir. L'appareil valvulaire, affectant toujours
des connexions intimes avec la disposition du système veineux, se
trouvera donc à chaque instant tellement modifié qu'il semblera
échapper à toute énumération en décourageant l'observateur le plus
assidu.

Aussi, pour rapporter des faits exacts, faut-il, dès le début, dominer son sujet et rechercher la proportionnalité qu'on peut établir
sur le nombre des valvules dans les veines des diverses régions Une
semblable étude, faite *in extenso*, en tenant compte de la longueur
des veines soit superficielles, soit profondes, et de la distance valvulaire, pourra seule apporter de justes notions à l'anatomie. C'est
cette pensée et ce mode d'investigations qui ont animé les travaux
si conformes à la vérité de Blandin, MM. Denonvilliers et Sappey.
C'est à l'excellent ouvrage (1) de ce dernier anatomiste que nous
empruntons le passage suivant, qui dénote une profonde observation de l'étude des valvules, et qui résume si clairement en quelques
mots les données les plus certaines sur le nombre des replis membraneux dans les différentes parties du système veineux. « Les valvules sont plus nombreuses dans les régions où le sang circule contre
les lois de la pesanteur, plus dans les membres inférieurs que dans
les supérieurs, plus dans les rameaux et les petites branches que
dans les troncs. » Suivant Béclard et Meckel, elles seraient plus ré-
pandues dans les veines superficielles que dans les profondes. Une
semblable erreur ne pouvait prendre racine dans la science ; on
remonta bientôt à une source si facile à vérifier, et d'une voix unanime, Blandin, MM. Denonvilliers et Sappey, proclamèrent « que les

____

(1) Sappey, *Traité d'anatomie*, t. 1, p. 527.

veines intermusculaires, dont les parois sont plus minces et plus souvent déprimées par le jeu des muscles, possèdent, ainsi que la théorie pouvait le faire prévoir, plus de valvules que les veines sous-cutanées » (1).

L'on pourra se convaincre, en se reportant aux considérations sur les valvules des veines en particulier, que cette énonciation générale est parfaitement conforme avec nos recherches.

Je n'ai jamais trouvé de replis membraneux dans les veinules ayant un diamètre inférieur à 1 millimètre 0,00.

Parmi les veines ayant un diamètre supérieur, quelques-unes sont avalvulaires.

M. Verneuil, résumant l'état de la science, les range dans le tableau suivant :

Veines pulmonaires.	Veines cérébrales.
— cardiaques.	— azygos.
— porte.	— ophthalmiques.
— capsulaires.	— dans les sinus.
— rénales.	— dans le réseau rachidien.
— ovariques.	— dans tous les plexus à fréquentes anastomoses transversales.
— utérines.	
— ombilicales.	
— placentaires.	— dans toutes les branches anastomostiques.
— hémorrhoïdales.	
— thyroïdiennes.	

Un examen souvent réitéré de toutes les veines de l'économie me force d'en extraire les suivantes :

> Hémorrhoïdales inférieures,
> Thyroïdiennes,
> Azygos.

---

(1) Sappey, loc. cit., p. 527.

(2) Verneuil, thèse de concours, 1853; *Système veineux*, p. 81.

Quelques veines rachidiennes : ainsi l'azygos, les lombaires, la portion non adhérente des veines de l'intérieur des vertèbres.

Les branches anastomotiques.

Ces dernières sont presque toujours avalvulaires dans les membres supérieurs, presque jamais dans les inférieurs.

Au tableau de M. Verneuil des veines avalvulaires, j'ajouterai les veines du diploë,

> Longitudinales du rachis,
> Lombaires ascendantes,
> Brachio-céphaliques,   Petites coronaires,
> Cave supérieure.   Préparates.

Toutes les veinules ayant moins de 1 millimètre :

> Bronchiques,
> Périostiques,
> Vasa vasorum.

Ces trois dernières en possèdent dans leurs parties non adhérentes, ayant un diamètre supérieur à 1 millimètre. On en trouve exceptionnellement dans les veines

> Iliaques primitives,
> Iliaques externes,
> Hypogastrique (toutes ses branches en possèdent).

Parmi les veines qui en sont privées dans leur continuité, on remarque les veines

> Jugulaires internes,
> Vertébrales,
> Cave inférieure,
> Grande coronaire,
> Maxillaires internes,
> Faciales, sauf quelques rares exceptions.

Une seule veine en possède dans sa continuité, et en est dépourvue à ses deux extrémités : c'est l'azygos, qui n'offre qu'une

valvule double au moment où de verticale elle devient horizontale.
Quelquefois cette valvule siége dans sa crosse, mais jamais à son
orifice dans la veine cave supérieure.

En anticipant sur nos considérations sur les valvules des membres,
nous pouvons dire, avec M. Chassaignac, qu'en général le nombre
des valvules est en raison inverse de la longueur du diamètre des
veines.

C'est ainsi qu'elles sont nombreuses dans les veines ranines,
amygdaliennes, musculaires, cutanées, qu'elles sont rares dans les
gros troncs, tels que les veines sous-clavières, axillaires, fémorales.

§ II. — Texture des valvules.

A. La texture de l'appareil valvulaire comprend non-seulement
l'examen de ses éléments constitutifs, mais encore les connexions
qui existent soit entre eux, soit avec les parois vasculaires.

1° *Éléments constitutifs.*

Les éléments constitutifs sont le bourrelet et le repli séreux.

a. *Bourrelet.* Le bourrelet est constitué par deux ordres de fibres,
les unes propres, les autres secondaires ou communes.

Les fibres propres peuvent être spiroïdes et parallèles. Les
fibres spiroïdes sont les plus nombreuses; leur enroulement les
unes autour des autres constitue une des parties les plus résis-
tantes du liséré. Les fibres parallèles sont surtout manifestes vers
les extrémités libres, au corps elles se touchent intimement avec les
premières. Ces fibres se refusent à toute distension, et adhèrent
très-intimement à toutes les tuniques du vaisseau. Au dehors,
elles apparaissent en formant un relief brillant et nacré très-sen-

sible sur la membrane externe des gros troncs. Au dedans, elles soulèvent la paroi séreuse, contractent non-seulement une union intime avec le repli, mais envoyent encore des prolongements celluleux dans sa duplicature. C'est en vain qu'on tente de l'en séparer par voie d'arrachement ; la solution de continuité a toujours lieu au niveau du cintre valvulaire. Ces fibres, déjà si puissantes par elles-mêmes, sont encore fortifiées, comme nous le verrons plus loin, par d'autres, qui sont obliques, secondaires ou communes.

b. *Repli séreux.* Nous connaissons le mode de formation du repli séreux; nous n'y reviendrons pas. Les deux feuillets qui le constituent sont séparés l'un de l'autre par du tissu cellulaire, prolongement des fibres primitives du liséré.

Cette expansion celluleuse considérable, vers le bord adhérent, est à peine sensible près du bord libre; de là son peu d'épaisseur et sa transparence. Vue au microscope, elle apparaît sous la forme de stries longitudinales. Si l'on abandonne le repli à ses ondulations, ces fibres semblent striées; telle est sans doute la cause qui les a fait croire de nature musculaire.

Le repli séreux est recouvert, comme la tunique interne des veines par de l'épithélium pavimenteux.

M. Sappey, qui a bien voulu faire les recherches microscopiques, n'a pu constater, au niveau du bord adhérent, les fibres élastiques décrites par M. Robin ; aussi sommes-nous en droit de les croire peu constantes.

2° Connexions des valvules soit entre elles, soit avec les parois veineuses.

Si l'on arrache la séreuse qui recouvre les angles de jonction des cintres valvulaires, l'on aperçoit des fibres obliques qui relient les lisérés entre eux. Parmi ces fibres, les supérieures, courtes, nombreuses, serrées, s'entrecroisent, puis s'unissent, et se confondent avec les fibres propres que nous avons précédemment décrites ; les inférieures, très-divergentes, s'épanouissent en se fusionnant avec la membrane externe des veines. Cette disposition a pour effets d'unir intimement les valvules entre elles, et de leur faire contracter une intime adhérence avec les parois vasculaires.

§ III. — MÉCANISME.

Au moment du reflux, le sang glisse sur les parois de la veine, s'insinue dans la cavité valvulaire, la distend, rapproche de l'axe du vaisseau les bords libres des replis, qui interceptent d'abord entre eux un espace ovalaire, puis linéaire, et qui enfin s'accolent l'un à l'autre ; de leur contact résulte une cloison médiane et verticale qui transforme la cavité veineuse en deux petits culs-de-sac. La valvule est alors en état de tension ; mais bientôt une ondée sanguine redresse le repli membraneux et l'applique plus ou moins intimement contre les parois vasculaires ; le contact variera en effet avec la distension de la veine par le torrent circulatoire. Est-elle considérable, la cloison se moulera sur le petit sinus compris dans l'aire du cintre fibreux ; dans tous les états intermédiaires, elle sera plus ou moins flottante, pouvant se prêter ainsi aux différentes oscillations de la colonne liquide : alors seulement une petite quantité de sang pourra séjourner dans la cavité valvulaire. Admettre avec Warthon Jones que sa présence y est toujours constante (1), ce serait s'exposer à être trop exclusif.

Mais les valvules sont loin d'opposer toujours un parfait diaphragme au reflux de la colonne liquide ; aussi, sous le rapport de la grandeur de la valvule avec la lumière du vaisseau, pouvons-nous dire, avec M. Sappey, « que les dimensions des valvules sont propor-

____

(1) Warthon Jones, *Trans. phil.*, 1852, p. 31.

tionnelles au diamètre de la veine dans les rameaux et les branches ; mais que dans les troncs, elles deviennent quelquefois insuffisantes. Ainsi la valvule d'Eustache, située à l'embouchure de la plus volumineuse des veines, atteste par son insuffisance cet état de décroissance dont elle représente le dernier degré » (1).

Bien d'autres causes peuvent amener l'imperfection de l'appareil valvulaire : ainsi l'absence du repli séreux, sur laquelle nous avons longuement insisté ; ainsi encore la distension exagérée de la cavité veineuse ; dans ce dernier cas, elle accuse soit une oblitération d'un gros tronc, soit le triomphe des lois de la pesanteur.

Les valvules, parfaitement suffisantes pendant la vie, peuvent devenir insuffisantes après la mort, ainsi que Bichat nous l'a transmis ; cette curieuse disposition se rattache à l'état de dilatation ou de resserrement des veines par une plus ou moins grande accumulation de liquide dans leur cavité. Un animal meurt-il d'hémorrhagie, les valvules paraissent larges ; sa mort dépend-elle de l'asphyxie, elles semblent étroites et insuffisantes.

§ IV. — USAGES DE L'APPAREIL VALVULAIRE.

Parmi les principaux usages de l'appareil valvulaire, les uns sont dévolus aux bourrelets fibreux, les autres aux replis de la membrane interne des veines.

Les *bourrelets*, par leur inextensibilité, leur adhérence aux parois, l'union de leurs extrémités libres entre elles, s'opposent à la distension de la cavité du vaisseau.

Les fibres obliques, qui s'étendent d'un cintre valvulaire à l'autre, empêchent l'agrandissement des angles de jonction, augmentent l'épaisseur et la résistance des tuniques, tout en contribuant à leur

---

(1) Sappey, *Traité d'anat.*, p. 528.

réciproque solidarité avec les éléments valvulaires ; ces nombreuses et efficaces connexions des lisérés, soit entre eux, soit avec les membranes veineuses, étaient indispensables pour la parfaite intégrité de ces frêles et légers replis, qui auraient pu se déchirer avec la distension des bourrelets ou devenir insuffisants avec celle des parois. D'après leurs attributs physiologiques, ces replis devaient en effet réunir la force à la gracilité : la force, pour aider l'ascension de la colonne liquide et lutter contre son reflux ; la gracilité, pour s'annihiler contre les parois vasculaires et ne pas être un obstacle à la marche du sang, après lui avoir accordé un si admirable concours.

SECONDE PARTIE.

L'étude que nous venons de faire sur la conformation extérieure, la texture, le mécanisme, et les usages des valvules des veines en général, nous sera d'un grand secours dans nos recherches sur les valvules du système veineux de chaque région de l'économie. Pourtant l'étendue, la multiplicité des canaux à sang noir, l'influence des replis valvulaires dans la physiologie de la circulation, exigent encore de nous un long et minutieux examen; pour l'abréger, nous renfermerons dans quelques tableaux tout ce qui est relatif au nombre si variable des replis membraneux que l'on rencontre dans les principaux troncs des membres.

VALVULES DES VEINES EN PARTICULIER.

Nous passerons en revue les valvules des veines des membres, du tronc et de la tête.

§ 1. — VALVULES DES VEINES DES MEMBRES.

Ces valvules comprennent celles des membres inférieurs et supérieurs.

1° VALVULES DES VEINES DES MEMBRES INFÉRIEURS.

Fabrice nous les a représentées dans les planches qui font suite à son travail *de Ostiolis venarum;* mais, ainsi qu'on peut s'en convaincre, il avait plutôt pour but de faire comprendre les règles qui président au siége des replis membraneux en général que d'exposer ce qui est relatif à ces valvules en particulier. Nous examinerons leur situation, leur direction, leur degré de résistance, ainsi que les obstacles qui s'opposent à leur distension.

Forme. On rencontre dans les veines des membres inférieurs des valvules ostiales ; les valvules pariétales sont doubles, paires, symétriques. Dans toutes mes recherches, je n'ai constaté que trois fois des valvules triples : l'une siégeait à la partie supérieure de la fémorale, les deux autres dans les veines cutanées. Peut-être aussi rarement ai-je rencontré des valvules avec un seul repli membraneux isolées ; mais c'est surtout dans les membres inférieurs qu'on trouve le plus fréquemment deux simples lisérés fibreux, privés de toute cloison valvulaire. Les veines saphènes fémorales et poplitées en fournissent de nombreux exemples. Quand cette disposition affecte les valvules de la première portion de la fémorale, il peut en résulter, ainsi que nous le verrons plus loin, de graves obstacles à la circulation des veines cutanées et profondes ; les valvules ostiales ne nous offrent de particulier que leur petit nombre.

Situation. La situation de ces valvules varie, ainsi que nous l'avons dit, avec le siége des branches collatérales ; les veines superficielles sont surtout soumises à cette loi. Les valvules des gros troncs y échappent fréquemment ; parmi ces dernières, l'une est constante : elle est située à 3 ou 4 centimètres de l'arcade crurale, et semble dominer tout le système veineux du membre inférieur ; son importance m'y fera revenir en parlant du degré de résistance des replis valvulaires.

Direction. Presque toutes les valvules qui nous occupent opposent au cœur la concavité de leur cintre fibreux ; à cet énoncé, échappent les replis des cutanées abdominales, des veines musculaires, qui se dirigent de haut en bas pour se jeter les premières dans la fémorale, les secondes dans la saphène externe ; leur direction est inverse des précédentes.

C'est principalement dans les veines anastomotiques, destinées à relier les différents plans du pied ou de la jambe, qu'il est important de connaître la direction des cloisons valvulaires ; car ce sont les seules données qui peuvent nous instruire sur le véritable trajet de la colonne liquide, et par suite du rôle physiologique de ces vaisseaux dans la circulation veineuse.

Les veines plantaires profondes communiquent avec celles de la face dorsale du pied au moyen de deux principales anastomoses. La première, au niveau de la tête du premier métatarsien, est dépourvue de valvules ; dans ce cas, libre circulation. La seconde, située en avant de la malléole interne, possède ordinairement une valvule dans sa continuité qui ne permet le passage du sang que des veines plantaires dans la portion pédieuse de la saphène interne.

Le contraire a lieu à la jambe ; les cinq branches anastomotiques qui relient les tibiales postérieures aux veines cutanées dirigent toujours la convexité de leurs lisérés valvulaires vers la peau ; le sang refluera donc dans les veines profondes : d'où l'on peut dire que la colonne liquide tend toujours à gagner les troncs, qui échappent à une pression directe ou indirecte, et que son trajet sera complétement opposé suivant qu'on considère les anastomoses du pied ou de la jambe.

La première disposition favorise la circulation des plans profonds, la seconde celle des plans superficiels.

Nombre. Rien n'est plus variable que le nombre des valvules dans deux veines de même nom.

L'état comparatif, établi d'après mes recherches sur quelques sujets, me donne les résultats suivants, qui ne laisseront pas le moindre doute à cet égard.

	1er SUJET.	2e SUJET.	3e SUJET.
Veines superficielles.			
1° Saphène interne, { portion pédieuse.	1	3	8
portion jambière.	4	3	5
portion fémorale.	3 comp.	5 comp.	4 comp.
	3 avort.	1 avort.	3 avort.
Total. . . .	11	12	20

En considérant les valvules avortées comme valvules complètes, et en les additionnant avec les autres, on a les résultats suivants :......................... 11 12 20

Le relevé de mes autres observations me donne pour la longueur de la saphène interne 12 15 16

	1er SUJET.	2e SUJET.	3e SUJET.
2° Saphène externe, { portion pédieuse.	3	2	»
portion jambière.	9 comp.	7	10
	1 avort.		
Total. . . .	13	9	10

Anastomose avec la saphène interne. 5 3

On a donc les résultats suivants pour toute la saphène externe proprement dite : 13, 9, 10.

Veines profondes.

J'ai rencontré sur quatre sujets les variations suivantes de nombre.

1° Dans la fémorale.............	5	3	2	3
2° Dans la fémorale profonde.....	4	3	2	3
3° Dans la poplitée	1	3	2	2
4° Dans la tibiale postérieure....	11	13	19	8
5° Dans la tibio-péronière........	1	2	2	2
6° Dans la péronière.............	7	10	9	8
7° Dans la plantaire.............	5	2	3	2

Je n'insisterai pas plus longtemps pour établir le nombre approximatif des valvules des principales veines du membre supérieur, et pour prouver la variabilité qui préside à leur insertion.

Mais, si nous tenons compte du nombre des valvules que présentent les veines superficielles, et si nous les comparons avec les longueurs veineuses, nous aurons une distance à peu près fixe, que nous appellerons distance valvulaire; si nous répétons les mêmes mensuartions sur les veines profondes, nous aurons ainsi des chiffres qu'il nous sera permis de comparer entre eux, et de ce parallèle nous pourrons déduire l'infériorité de nombre des premières par rapport aux secondes.

En lisant le tableau suivant, on pourra se convaincre de la vérité de ces propositions.

Aperçu sur le nombre et la forme des valvules du membre inférieur, avec la longueur des principales veines.

	NOMBRE DES VALVULES.	LONGUEUR DES VEINES.	FORME DES VALVULES.
1° Veines cutanées.			
Veine saphène interne, portion pédieuse...	8	0,15	Doubles.
portion jambière...	5	0,37	4 doubles, 1 triple.
portion fémorale...	7	0,40	4 doubles, 3 avortés.
Total. . . .	20	0,92	16 doub. 1 trip. 3 av.
Veine saphène externe, portion pédieuse...	»	Atrophiée.	»
portion jambière...	10	0,36	10 doubles.
portion fémorale...	3	0,25	3 id.
s'anastomosant avec la veine saphène interne.			
Total. . . .	13	0,61	13 doubles.
2° Veines profondes.			
Veine plantaire externe.	3	0,09	3 doubles.
— tibiale postérieure.	19	0,30	19 id.
— péronière.	10	0,27	10 id.
— tibio-péronière.	2	0,08	2 id.
— poplitée.	1	0,16	1 id.
— fémorale.	3	0,33	3 id.
— fémorale profonde.	4	0,27	4 id.
— pédieuse.	4	0,09	4 id.
— tibiale antérieure.	11	0,26	11 id.
— articulaire du genou.	3	0,10	3 id.
3° Veines anastomotiques.			
Veine de l'arcade plantaire avec la pédieuse.	»	0,12	»
Veine des plantaires avec la saphène interne, en avant de la malléole. . . .	1	0,05	Double.
Veine de la saphène interne avec la tibiale postérieure, au quart inférieur de la jambe.	1	0,03	id.
Veine de la saphène interne avec la tibiale postérieure, au tiers inférieur de la jambe.	1	0,03	id.
Veine de la saphène interne avec la tibiale postérieure, à la moitié de la jambe.	2	0,05	id.
Veine de la saphène interne avec la tibiale postérieure, au tiers supérieur de la jambe.	3	0,08	id.
Veine de la saphène interne avec la tibiale postérieure, au quart supérieur de la jambe.	3	0,07	id.
4° Veines musculaires.			
Veines jumelles.	7	0,12	id.
Veine soléaire.	4	0,08	id.

De cet état comparatif, nous voyons que

Les veines cutanées possèdent 50 valvules sur une longueur de 1,18
— profondes........ 60 — — de 1,95

que nous pouvons répartir de la manière suivante :

Veines fémorale, poplitée et
tibio-péronière.......... 10 valvules sur une longueur de 0,84
Veines profondes du pied et de
la jambe............... 50 — — de 1,11
Ainsi la distance valvulaire des veines cutanées est de............ 0,039
— — profondes.............. 0,032
— — gros troncs............. 0,084
— — de la jambe............. 0,022
— — musculaires............ 0,02

D'où nous pouvons conclure que les valvules sont plus nombreuses :

1° Dans les veines musculaires, où elles sont distantes de 0,02
2° Dans les veines du pied et de la jambe............. 0,022
3° Dans les veines cutanées........................ 0,039
4° Enfin dans les gros troncs...................... 0,084

Et quand bien même nous ne ferions pas de distinction entre toutes les veines profondes, les valvules y seraient encore plus nombreuses que dans les veines superficielles, puisque les premières n'ont une distance valvulaire que de 0,032, tandis que les secondes en possèdent une de 0,039.

Devant ces résultats si positifs, nous pouvons donc nous adjoindre à Blandin, MM. Denonvilliers et Sappey, pour assurer que les veines profondes renferment plus de valvules que les superficielles, et que les musculaires l'emportent sur les deux premières.

Plus loin, en abordant le nombre des valvules dans les membres supérieurs, nous rapprocherons ces premiers résultats, pour établir

les proportions de nombre entre les veines qui composent ces deux
régions.

Degré de résistance des replis valvulaires. Nous ne reviendrons
pas sur l'insuffisance des valvules, suivant la déplétion ou la réplé-
tion des vaisseaux. Notre but actuel est d'apprécier le degré de résistance des valvules au reflux sanguin ; ce n'est qu'au moyen d'injections poussées modérément de haut en bas, de la veine iliaque
externe vers les extrémités, qu'on peut arriver à un résultat assez
satisfaisant.

On peut, en effet, constater que la valvule qui a son siége en
dessous de l'arcade crurale, et qui est toujours constante, oppose
une forte résistance au premier temps de l'opération ; qu'une fois
rompue, le liquide distend, avec assez de facilité, la veine fémorale principale, la poplitée, la moitié supérieure de la fémorale
profonde, et le tiers supérieure seulement de la saphène interne,
ainsi que des honteuses externes. La petite veine fémorale, les
branches musculaires, la cutanée abdominale, et les épigastriques,
restent intactes.

D'où nous pouvons conclure que la valvule la plus élevée de la
fémorale est la plus résistante de toutes celles du membre inférieur ;
que dans l'état physiologique, elle résiste énergiquement au reflux
sanguin des gros troncs du bassin, et que par cette admirable disposition, la nature semble l'avoir placée comme une digue, pour
protéger toutes les veines profondes et superficielles du membre
inférieur, qui ont leurs principaux orifices à quelques centimètres
seulement de ses points d'insertion. Après elle, l'on peut ranger les
valvules de la petite fémorale, des musculaires ; après celles-ci, les
replis des veines superficielles de la fémorale profonde, et en dernier lieu, celles de la fémorale, puisque leur insuffisance a permis
à l'injection d'arriver jusqu'à l'extrémité terminale de la poplitée.

Obstacles à l'insuffisance valvulaire. C'est surtout dans les veines du membre inférieur qu'on rencontre les dispositions les plus avantageuses pour s'opposer à la distension des parois, et par suite à l'insuffisance des valvules.

Ces heureuses dispositions, qui paralysent, jusqu'à un certain point, les effets de la pesanteur, peuvent se rapporter :

α. A la présence des bourrelets ;

β. Aux rapports des parois veineuses avec les aponévroses ;

γ. Aux nombreuses voies anastomotiques ;

δ. Aux brides membraneuses que l'on rencontre dans l'intérieur des veines.

α. *Présence des bourrelets.*

Suivant Fabrice d'Aquapendente, les valvules s'opposent à la distension des parois.

En parlant des diverses parties qui constituent la valvule, nous avons annoncé que l'organe protecteur n'était autre que le liséré fibreux, non-seulement confondu avec les diverses tuniques, mais composé de fibres inextensibles. C'est surtout dans les points où on le rencontre dénué de tout repli séreux, qu'il semble avoir cet usage spécial.

β. *Rapport des parois veineuses avec les aponévroses.*

Les aponévroses jouent un rôle important dans cette lutte, sans cesse renaissante, contre les lois de la pesanteur ; par leurs lames, elles maintiennent le rapport intime des veines avec les plans de sustentation ; par leurs gaînes fibreuses, qui s'identifient avec les parois vasculaires, elles augmentent leur résistance et s'opposent à l'amplitude de leurs cavités. Ces cylindres sont surtout remarquables au niveau des articulations, où ils affectent une adhérence intime avec les vaisseaux ; aussi ont-ils pour but :

1° D'éviter les fâcheuses conséquences qu'une flexion immodérée pourrait exercer sur la colonne liquide, et de faciliter le retour du sang des veines articulaires, en maintenant béante la cavité principale ;

2° De veiller à l'intégrité du jeu valvulaire, en s'opposant efficacement à la distention des tuniques veineuses.

γ. *Anastomoses.*

Les nombreuses anastomoses qui relient les principales veines des membres inférieurs ont une très-grande importance dans les considérations favorables qu'elles exercent sur toute la circulation veineuse. Au pied tout est disposé avantageusement pour le facile passage du sang des veines plantaires dans les superficielles ; à la jambe, du plan cutané dans le profond. Les veines tibiales et péronières par leurs anastomoses les plus variées, simulent un vaste plexus.

Les saphènes communiquent entre elles par plusieurs voies collatérales ; l'une des plus curieuses est la continuation de la saphène externe, qui, du creux poplité, gagne la veine superficielle de la cuisse ; dans ce cas, on peut la comparer, avec M. Verneuil, à une H. Les deux parallèles seraient constitués l'une par les veines profondes, l'autre la saphène externe et la sécante par la branche anastomotique entre ces vaisseaux. Je n'ai rencontré que trois fois cette disposition, sur huit membres inférieurs ; c'est surtout à la cuisse qu'on trouve les plus larges et les plus nombreuses anastomoses. Du creux poplité au bassin, les parties profondes nous offrent trois grosses veines longitudinales reliées entre elles par les perforantes.

Ce sont : 1° l'ischiatique ;

2° Les deux fémorales, acolytes de l'artère, l'une volumineuse, l'autre souvent assez grêle ;

3° La fémorale profonde. Cette veine, dans la moitié des cas, reçoit, à la partie postérieure de l'anneau du troisième adducteur, une large anastomose de la poplité, en sorte que ce dernier tronc, se bifurque pour former d'une part les veines qui accompagnent l'artère, de l'autre la fémorale profonde, dont le diamètre est toujours égal et quelquefois supérieur au tronc générateur. Cette curieuse disposition, encore inconnue dans la science, mérite d'être prise en considération, pour expliquer le libre rétablissement du cours veineux, quand la veine fémorale est le siége d'une oblitération.

δ. Brides membraneuses.

On ne peut ouvrir les veines tibiales, postérieures ou péronières, sans rencontrer de nombreuses brides transversales qui relient les parois opposées aux vaisseaux, et empêchent la distension transversale de la cavité veineuse ; elles ont de 5 millimètres à 3 ou 4 centimètres ; la lumière de la veine se trouve ainsi cloisonnée en deux chambres qui n'en permettent pas moins l'intégrité du torrent circulatoire.

Ces brides membraneuses, à peine mentionnées par les anatomistes, pourraient faire l'objet d'un intéressant travail, que le défaut d'espace me défend d'aborder ; toutefois je crois utile de faire observer qu'elles diffèrent de celles qui sont le produit de la phlébite, en ce qu'elles sont lisses et non rugueuses, que leurs extrémités présentent des orifices semi-ovalaires, et qu'elles siégent sur des parois qui n'offrent nulle trace d'inflammation.

Ce sont de véritables anastomoses longitudinales, contenues dans l'intérieur du vaisseau, au lieu de lui être extérieures. Ne peut-on pas croire qu'il y a eu un arrêt de développement qui ne leur a point permis de devenir excentriques ; s'il en était ainsi, elles seraient la première période de ces anastomoses si curieuses dont nous devons la connaissance à M. Sappey.

2° Valvules des veines des membres supérieurs.

Siége. Toutes les veines du membre supérieur en sont pourvues, sauf quelques anastomoses que nous citerons plus loin et celles dont le diamètre est inférieur à 1 millimètre ; aussi Lieutaud, en en refusant à celles de la main, avoue-t-il un fait erroné. Non-seulement j'en ai constaté dans les branches qui constituent les arcades palmaires, mais encore dans les veinules de la couche cutanée. Sur un sujet dont les dernières ramifications sont gorgées de sang, il est facile, au moyen d'une légère pression vers les extrémités, de faire apparaître de petits nœuds qui dénotent la présence de petites cloisons oblitérant assez complétement la lumière du vaisseau, à peine distantes de 0,02. Ce simple procédé les rend manifestes sur les branches collatérales des doigts.

C'est surtout dans les veines du membre thoracique que la pluralité des branches secondaires modifie le siége et le nombre des valvules. Si l'on ne peut rien préciser d'une manière absolue pour chaque veine en particulier, le rapport entre les valvules des veines superficielles et celles des veines profondes est presque toujours constant, ainsi qu'on peut en juger par les observations suivantes.

Je n'en citerai que deux exemples, avec un état comparatif de la longueur des veines et du nombre des valvules dans les principales branches.

		Valv.	Longueur.
1er SUJET.	radiale cutanée	7	0,26
	méd. céphalique	0	0,05
	méd. basilique	0	0,07
Veines superficielles	cubit. cutanée	6	0,22
	cub. int. postérieure	5	0,28
	basilique	4	0,30
	céphalique	8	0,40
		30	1,58

La distance valvulaire est donc de 0,0526.

	Valv.	Longueur.
Veines profondes		
radiale	12	0,32
humérale	5	0,24
axillaire	2	0,15
sous-clavière	1	0,07
	20	0,78

La distance valvulaire est de 0,039.

D'où l'on peut tirer cette proportion entre les valvules superfi-cielles et profondes :

Valvules superficielles : valvules profondes :: 0,0526 : 0,039.

2e SUJET.	Valv.	Longueur.
Veines superficielles		
radiale cutanée	7	0,27
méd. céphalique	0	0,05
méd. basilique	1	0,07
cubit. cutanée	7	0,20
cubit cutanée postérieure	11	0,41
céphalique	8	0,35
basilique	8	0,33
	42	1,68

La distance valvulaire est de 0,04.

	Valv.	Longueur.
Veines profondes		
radiale externe	13	0,21
radiale interne	9	0,21
humérale	15	0,36
1re humérale access	4	0,15
2e humérale access	3	0,18
axillaire	2	0,10
sous-clavière	1	0,07
	47	1,28

La distance valvulaire est de 0,027.

D'où la proportion entre les valvules superficielles et profondes :

Valvules superficielles : valvules profondes :: 0,04 : 0,027

Ainsi, dans ces deux exemples pris au hasard, la distance valvulaire est plus petite dans les veines profondes, par conséquent le nombre des valvules plus considérable.

Le membre inférieur nous a donné la proportion suivante :

Valvules superficielles : valvules profondes :: 0,039 : 0,032

D'après ces proportions, les veines profondes du membre thoracique possèdent plus de valvules que celles du membre inférieur, puisque les premières n'ont une distance valvulaire que de 0,027 millim., tandis que pour les secondes elle est de 0,032 mill. Mais, si nous n'envisageons parmi ces dernières que les veines tibiales, péronières, plantaires, en négligeant la poplitée et la fémorale, ces vaisseaux seront plus riches en replis membraneux que les veines des bras et de l'avant-bras, car leurs valvules, ainsi que nous l'avons vu plus haut, ne sont séparées les unes des autres que par une distance de 0,022 millim.

Si ce tableau peut avoir une certaine valeur approximative pour apprécier d'une manière générale et sur une grande échelle le nombre des valvules des veines superficielles et profondes, il peut également prouver quelles dissidences existent à ce sujet entre deux veines semblables. Ainsi, dans le premier exemple, la veine humérale ne renferme que cinq valvules, et dans le second, elle en a quinze. L'examen anatomique m'a rendu compte de cette différence, car chez le premier sujet, cette veine était unique ; chez le second, elle était non-seulement perforée par les anastomoses d'une veine satellite, mais encore par de nombreuses branches qu'elle échangeait avec la veine basilique. C'est ici que la loi que nous avons établie sur l'influence des branches collatérales sur le siége et le nombre des replis membraneux nous vient en aide pour com-

prendre des résultats si disparates dans une même veine de l'économie.

Il est intéressant de rechercher la direction des valvules dans les
nombreuses veines anastomotiques du membre supérieur, car cet
examen doit nous faire connaître le trajet du sang dans ces différents
vaisseaux. Pour les étudier avec ordre, nous passerons d'abord en
revue celles qui relient les veines cutanées entre elles, puis les vaisseaux profonds entre eux, et enfin celles qui font communiquer les
veines des plans superficiels avec les veines des plans musculaires.

1° *Anastomoses des veines cutanées entre elles.*

Rien de plus variable que le siége, le nombre et le caractère des
valvules dans ces polygones veineux. Tantôt l'on trouvera une valvule tournée vers la veine médiane ; tantôt une autre qui regardera
soit les veines radiales, soit les cubitales ; souvent même il y aura
absence de replis membraneux aux orifices et dans la continuité.

2° *Anastomoses des veines profondes entre elles.*

Les nombreuses anastomoses entre la veine basilique et les veines
humérales, ou entre les veines humérales entre elles, sont avalvulaires ; la colonne liquide doit donc suivre la voie qui échappe
à une pression directe ou indirecte.

3° *Anastomoses des veines superficielles avec les veines profondes.*

Au bras, le sang, d'après la direction des valvules, se porte
toujours des veines superficielles dans les veines profondes ; on
en trouve de nombreux exemples dans les branches qui relient
la veine céphalique à la veine humérale. Il y a donc parfaite
analogie avec ce que nous avons observé au membre inférieur.

Au pli du coude, l'importante anastomose qui fait communiquer le plan vasculaire cutané avec le plan profond est toujours dépourvue de valvules. Le passage de l'ondée sanguine se fera donc avec la même facilité et indifféremment dans l'un des deux systèmes veineux. Mais la présence d'une digue valvulaire à l'embouchure de la veine médiane cutanée, d'une part, et des radiales et cubitales profondes, de l'autre, forcera cependant le sang de toujours suivre un trajet ascensionnel. Une pression circulaire a-t-elle lieu à la partie inférieure du bras, le puissant appareil valvulaire s'oppose au reflux et force alors le sang de stagner au pli du coude. La turgescence des veines superficielles et profondes accuse l'arrêt de la circulation et facilite la phlébotomie.

Avec la connaissance de ces dispositions anatomiques, rien de plus simple que de préciser le rôle des veines profondes dans la constriction du plan cutané et les veines superficielles dans les contractions musculaires. A la main, les anastomoses des vaisseaux sus-aponévrotiques avec les arcades palmaires sont privées de replis membraneux.

Des valvules des veines axillaire et sous-clavière.

La veine axillaire possède tantôt deux, tantôt trois valvules ; la sous-clavière n'offre, dans la majorité des cas, qu'une seule valvule. Ces différents replis opposent une vive **résistance** à l'effort même d'une rupture ; aussi, dans le reflux **veineux** dépendant de la systole auriculaire, est-il permis de supposer que le sang y rencontre une digue insurmontable.

§ II. — Valvules des veines du tronc.

Les veines du tronc, d'après leur siége, sont, les unes, sous et susdiaphragmatiques, et les autres, rachidiennes. Nous adopterons cet ordre dans la description de leurs valvules.

4. VALVULES DES VEINES SOUS-DIAPHRAGMATIQUES.

Les veines sous-diaphragmatiques comprennent celles du bassin et la veine cave inférieure, à laquelle on peut rattacher le système rénal et celui de la veine porte.

a. *Valvules des veines du bassin.*

Les veines iliaques externes et primitives bordent le détroit supérieur et reçoivent presque toutes les branches du bassin. Ces gros troncs sont privés de replis membraneux dans la majorité des cas; nous en avons pourtant trouvé dans chacun d'eux, mais alors très-variables sous le rapport de leur situation et de leur forme. Une fois sur trois, l'on pourra constater une belle valvule double à la partie inférieure de l'iliaque externe, et une fois sur six tout au plus, dans la continuité de l'iliaque interne.

Branches de l'iliaque externe.

Les veines épigastriques et les circonflexes en possèdent constamment à leurs orifices et dans leur continuité; on en compte trois ou quatre dans chacune d'elles. La convexité des replis valvulaires des épigastriques regarde la partie supérieure de l'abdomen. Les veines ont donc un trajet centripète, et, avec les cutanées abdominales, ce sont les seules qui, par la direction des parois de l'abdomen, la pression des intestins, les lois de la pesanteur, le nombre de leurs valvules, réunissent les conditions les plus favorables au cours de la colonne liquide. Mais pourtant, qu'une oblitération occupe les gros troncs, le sang ne tardera pas à lutter contre ces dispositions, qui, de favorables dans une circulation tranquille, deviennent de grands obstacles à un trajet ascensionnel. Si la lutte est lente et continue, le torrent circulatoire finira par les surmonter, produira l'insuffisance valvulaire, la dilatation des parois, et consentira même, pour regagner le cœur, à remonter vers sa source ; c'est ce que nous voyons tous les jours à la suite des tumeurs de l'abdomen ou des désordres que provoque la cirrhose. Nous devons à M. de Castelnau une des observations les plus curieuses de cette circulation anormale, qui ne laisse aucun doute à cet égard.

La veine hypogastrique est presque toujours avalvulaire soit à son orifice, soit dans sa continuité ; il n'en est pas de même de ses branches, que nous pouvons distinguer en viscérales et pariétales.

Branches viscérales. Dans les principales ramifications des hémorrhoïdales moyennes et inférieures, si quelquefois la vue ne m'a pas permis de distinguer la forme des valvules, il m'a toujours été facile, par une douce pression contre le cours du sang, de mettre en relief les petits diaphragmes qui cloisonnent leurs cavités ; leurs branches, qui se rendent dans la honteuse interne, possèdent des valvules pariétales très-manifestes. Chaque veine vésicale renferme trois ou quatre replis séreux. Les deux larges bandelettes veineuses qui longent les parties latérales de la vessie, comme deux sinus chargés de faire communiquer le sang des nombreux plexus prostatiques et vésicaux avec les veines du réservoir urinaire, sont dépourvues de valvules ; mais leur tunique interne, ainsi que nous l'expose M. Sappey (1) dans ses belles recherches sur la conformation extérieure et la structure de l'urèthre de l'homme, offre une disposition finement réticulée que cet anatomiste n'a rencontrée que dans cette région.

Le tronc de la honteuse interne est remarquable par les quatre valvules pariétales et par le cylindre fibreux qui maintient son orifice béant contre la branche ascendante du pubis.

---

(1) Sappey, *Recherches sur la conformation extérieure et la structure de l'urèthre de l'homme*, p. 49, liv. 23.

L'urèthre nous offre des replis séreux dans sa veine dorsale et dans ses nombreuses veines préputiales et scrotales.

Les valvules de la veine profonde de la verge, ainsi que M. Sappey l'a observé, sont au nombre de deux ou trois ; dans certains cas, on en rencontre jusqu'à cinq ; elles sont doubles, et oblitèrent complétement la lumière du vaisseau (1). C'est surtout dans les veines du prépuce et du scrotum que les cloisons membraneuses semblent jouir d'une grande résistance à toute distension. A 2 centimètres en arrrière de la couronne du gland, se voit une belle anastomose qui relie les veines profondes avec les veines cutanées. Les extrémités et les cintres valvulaires regardant la peau, nous pouvons conclure que, dans l'érection, le sang ne pourra jamais refluer que des parties profondes dans les veines du prépuce, pour de là suivre le trajet des veines honteuses externes. Ici encore tout est admirablement disposé pour l'intégrité de la circulation veineuse, en faveur des branches qui éprouvent les effets directs de la compression.

Veines pariétales de l'hypogastrique. La fessière est armée d'une triple digue valvulaire, au moment où elle franchit l'échancrure sciatique ; rarement on en trouve dans la portion intra-pelvienne.

Quant aux veines iléo-lombaire, sacrée, ischiatique, obturatrice, elles renferment toujours trois ou quatre valvules, qui offrent du reste peu d'intérêt.

b. *Veine cave inférieure.*

La veine cave inférieure est dépourvue de valvules pariétales ; elle en possède une ostiale, qui est celle d'Eustachi. Les travaux de

---

(1) Sappey, loc. cit., p. 79, liv. 13.

Haller et des anatomistes modernes ont si bien apprécié sa forme et ses usages, que je me contenterai de la mentionner.

De toutes les veines qui viennent aboutir à la veine cave inférieure, les lombaires et la spermatique droite sont seules munies de replis membraneux à leurs orifices et dans leur continuité. Les lombaires possèdent quelquefois des valvules ostiales; leurs valvules pariétales, au nombre d'une ou deux, doivent être insuffisantes, si l'on tient compte de la dilatabilité des tuniques qui leur livrent insertion. C'est à tort que quelques auteurs en ont signalé dans les veines hépatiques ou dans les rénales; l'observation n'a jamais pu les constater. Au point de jonction des iliaques primitives, la veine cave inférieure possède un éperon très-étendu, dont le bord libre concave regarde le cœur, et dont les faces, en cloisonnant verticalement la cavité veineuse, semblent protéger la circulation du trouble qui pourrait résulter du choc des deux colonnes liquides; cet éperon est souvent perforé circulairement à son centre.

Valvules des veines du système rénal.

Les veines du système rénal comprennent les veines propres du rein, la spermatique gauche, les capsulaires, les utéro-ovariennes, et quelquefois les premières lombaires, ainsi qu'une large anastomose de l'azygos.

Les veines rénales sont dépourvues de tout repli valvulaire; leurs embouchures dans la veine cave inférieure méritent de fixer notre attention. Elles ne se font pas perpendiculairement, ainsi qu'on l'a avancé, mais obliquement de bas en haut; leur demi-circonférence inférieure est armée d'un éperon très-résistant qui, en proéminant dans l'intérieur de la veine cave, ne permet le mélange des deux colonnes liquides que sous un angle aigu dont le sinus regarde en bas. Cette fusion oblique du sang des rénales avec

celui qui provient des extrémités inférieures est une nouvelle
source d'impulsion que reçoit le torrent circulatoire, dans sa marche
ascensionnelle vers le cœur. Une rencontre sous un angle droit aurait apporté non-seulement de graves obstacles à la marche du
sang, mais aurait été peu propice au reflux de la colonne liquide
dans les rénales, reflux qui, suivant M. Bernard, aurait surtout
pour but de prolonger le contact du sang avec les organes sécré-
teurs de l'urine. Les éperons que nous signalons peuvent être com-
parés à cette cloison que ce jeune et éminent physiologiste a ob-
servée chez le cheval; s'ils ne peuvent obturer la lumière du vaisseau, au moins peuvent-ils contribuer à maintenir les orifices
béants, tout en imprimant une direction oblique, de bas en haut, au
cours du sang.

Chez le fœtus, on ne rencontre même pas de vestige de cette curieuse particularité, et la direction des veines rénales est perpendiculaire à l'axe de la veine cave, et leurs orifices sont très-sensiblement rétrécis : aussi peut-on croire que le reflux y est presque insensible; de plus, en injectant la veine ombilicale, la matière
colorante respecte les veines rénales, quoiqu'elle remplisse la veine
cave tout entière, ainsi que les veines iliaques. Ces considérations
anatomiques, ainsi que le résultat fourni par l'injection, peuvent
être invoqués comme preuves qu'à ce premier âge le sang ne reflue
point et ne tend pas à séjourner dans les organes urinaires, où en
effet la sécrétion est à peine apparente pendant tout le temps de la
vie intra-utérine.

Les veines spermatiques possèdent très-peu de replis vasculaires.
On en rencontre d'une manière à peu près constante aux orifices ;
on en trouve également dans la continuité du vaisseau principal
ainsi que dans celle de ses branches secondaires, mais leur nombre
est très-restreint. Ces veines, sur une longueur de 0,36, renferment
une à deux valvules doubles, souvent même insuffisantes ; une semblable disposition peut être, à juste titre, une des causes prédis-
posantes de varicocèle.

Les capsulaires sont avalvulaires à leurs orifices et dans leur continuité ; il n'en est pas de même de leurs branches adipeuses.

On rencontre dans la veine rénale gauche, mais non d'une manière constante, les orifices : 1° d'une large anastomose de l'azygos, mentionnée pour la première fois par Riolan, et qui, par son absence de valvules, permettrait, dans un cas d'oblitération de la veine cave inférieure au niveau du foie, le retour du sang à l'oreillette droite ;

2° De la veine lombaire, qui n'offre de replis membraneux que dans sa continuité ;

3° Des veines adipeuses, formant, avec les trois dernières lombaires, plusieurs anastomoses pouvant ramener le sang dans les rénales, si une compression a lieu à la partie inférieure de la veine cave ; ces vaisseaux renferment des valvules pariétales et ostiales.

Système de la veine porte.

Le système de la veine porte ne présente point de valvules proprement dites ; pourtant je crois intéressant de signaler des replis séreux, quelquefois complétement circulaires, à l'union de la veine splénique et de la mésaraïque supérieure, avec le tronc de la veine porte. Ces replis sont comparables à celui que M. Bernard a observé, dans la veine cave inférieure du cheval, au-dessous de l'embouchure des rénales ; ils peuvent oblitérer en partie la lumière des vaisseaux. Les divers tiraillements de la membrane séreuse ne peuvent les faire disparaître, et le doigt, introduit à leur niveau, constate une légère constriction nullement en rapport avec l'ampleur et la dilatabilité du reste de la cavité veineuse.

Je n'ai pu retrouver les valvules décrites par Highmore dans les extremités capillaires des veines splénique, mésaraïque (Highmore, t. 1, ch. 2, et part. 3, ch. 3, p. 61).

B. Veines sus-diaphragmatiques.

Parmi les veines sus-diaphagmatiques, nous n'examinerons que celles contenues dans la cage thoracique.

Les unes sont complétement avalvulaires : ainsi la veine cave supérieure, les troncs innominés, les veines pulmonaires.

La grande veine coronaire du cœur ne possède qu'une valvule ostiale, sur laquelle Thebesius a passé son nom.

Toutes les petites branches qui se jettent dans les troncs innominés nous offrent une valvule ostiale et deux ou trois valvules pariétales. Telles sont les veines mammaires, internes, diaphragmatiques, et la veine thoracique latérale interne, dont la direction est analogue à celle de la thoracique externe, mais qui s'en trouve séparée par les côtes et les muscles intercostaux. Cette veine thoracique, non encore mentionnée, est à la partie latérale du tronc ce qu'est la mammaire interne à la partie antérieure ; elle est souvent atrophiée.

En examinant les veines rachidiennes, nous étudierons l'appareil valvulaire de la veine azygos et de ses branches collatérales.

C. Veines rachidiennes.

Les veines du rachis se divisent en extra et intra-rachidiennes.

Les veines extra-rachidiennes, par rapport à la tige osseuse, sont antérieures, postérieures et latérales.

Les deux dernières étant avalvulaires, nous n'aurons à nous occuper que des *veines extra-rachidiennes,* situées en avant des corps vertébraux, qui comprennent les veines azygos, lombaires et sacrées.

De toutes les veines azygos, une seule renferme des replis membraneux, c'est la grande azygos. Le rôle important qui lui est dévolu dans la circulation avait, dès le commencement du 15ᵉ siècle, fixé sur elle l'attention de tous les anatomistes. C'est en l'ouvrant que Cannani, en 1547, découvrit l'appareil valvulaire, mais en laissant une grande incertitude sur le siége des replis membraneux propres à cette veine; aussi Fallope, Eustachi, et Vésale, dans sa 1ʳᵉ édition, ne purent les prouver et les nièrent hautement. Ce n'est qu'en 1628 qu'ils apparurent de nouveau à Riolan, mais pour tomber bientôt dans l'oubli. De nos jours, M. Cruveilhier même se refuse à les admettre (*Traité d'anatomie*, t. 3, p. 104, liv. 8, 2ᵉ édit.). Cannani et Riolan n'avaient pu pourtant s'illusionner à un tel point.

Il appartenait à un de nos anatomistes les plus distingués de les justifier complétement. M. Sappey n'examine point seulement la portion verticale et l'orifice de l'azygos, mais également la portion intermédiaire qui contourne la branche droite, et c'est là en effet qu'on trouve la seule valvule pariétale que possède cette veine. Elle est située au-dessus de l'embouchure de la première intercostale, et à 0,03 de la veine cave supérieure. Sur 8 sujets soumis à mes recherches, je l'ai toujours trouvée ayant la même direction et le même siége. La forme peut être variable, et l'un des deux replis membraneux est souvent peu apparent; les bords libres regardent l'orifice de l'azygos, et leur rapprochement, sous l'influence du pouls veineux, oblitère la lumière du vaisseau.

Les veines intercostales, bronchiques, œsophagiennes, et les *vasa vasorum*, possèdent souvent une valvule ostiale à leurs orifices dans l'azygos, et deux ou trois valvules pariétales dans leur continuité.

Les veines lombaires et sacrées, qui se rendent à la veine cave inférieure, contiennent plusieurs replis séreux qui peuvent être insuffisants; au niveau des trous de conjugaison, elles reçoivent les veines musculaires postérieures, remarquables par le grand nombre de leurs valvules.

Veines intra-rachidiennes.

Si nous ouvrons l'intérieur du canal rachidien, nous remarquons deux longues veines longitudinales, qui sont avalvulaires; de leur face externe, émergent les branches qui, au niveau de chaque trou de conjugaison, communiquent avec les veines intercostales ou avec les lombaires; à leurs faces internes, s'ouvrent les petites veines provenant de l'intérieur des vertèbres. Ces dernières possèdent, dans leur partie extra-osseuse, de petites cloisons membraneuses qui se refusent au reflux du sang contenu dans les veines longitudinales et anastomotiques.

Les veines médullaires sont privées de replis membraneux.

D'après ces données anatomiques sur les valvules des veines rachidiennes, on peut conclure que le sang ne pourra refluer.

1° De la veine cave supérieure, au delà de la valvule de l'azygos;

2° De la veine cave inférieure, dans les lombaires;

3° Des veines longitudinales du rachis, dans les vaisseaux de l'intérieur des vertèbres;

4° De l'azygos, dans les intercostales.

Si la veine azygos s'anastomose avec la veine rénale gauche, le sang provenant des reins arrivera au cœur soit par la veine cave inférieure, soit par la veine cave supérieure. En cas d'oblitération, l'insuffisance des valvules des veines du rachis permettra une voie anormale à la colonne liquide, pourvu que la distension soit lente et graduellement opérée.

§ III. — Veines de la tête et du cou.

Les sinus du crâne, les veines cérébrales et ophthalmiques, sont avalvulaires.

Les nombreuses variétés qui animent le système veineux de la face et du cou influent très-sensiblement sur le nombre et le siége des valvules dans ces régions ; aussi comprend-on facilement le désaccord qui règne parmi les auteurs qui ont cherché à les indiquer d'une manière fixe et invariable.

On peut ranger, dans le tableau suivant, les veines qui en possèdent dans toute leur étendue :

    Les veines jugulaires cutanées,

               thyroïdiennes supérieures et inférieures,

               laryngées,

               linguale,

               ranines,

               occipitale,

               temporale,

               amygdaliennes,

               scapulaires, il n'est pas rare de n'en point trouver

                  aux orifices.

Les jugulaires internes, les vertébrales, faciales et maxillaires internes, n'en ont qu'à leurs orifices. Une voie anastomotique entre les veines cutanées du cou et la mammaire interne, au niveau du premier et du deuxième espace intercostal, ramène le sang de la région cervicale dans le tronc innominé. Les veines jugulaires internes, par la constance, l'étendue et les usages de ses valvules, méritent une description particulière.

Les valvules des veines jugulaires siégent à l'extrémité inférieure de ces vaisseaux ; nous les trouvons mentionnées par Sylvius, Piccolomini, et Fabrice d'Aquapendente ; elles sont doubles, pariétales et symétriques. La réunion des extrémités de leur cintre fibreux se fait sur les faces antérieures et postérieures. D'après Lieutaud, la jugulaire interne, du côté gauche, ne posséderait qu'un diaphragme presque circulaire, qui aurait pour but d'empêcher le reflux du sang dans le canal thoracique. Cette valvule du canal thoracique existe à l'union de la veine jugulaire interne et de la veine sous-clavière, quelquefois dans la continuité de cette dernière, mais elle n'a rien de commun avec les valvules des veines jugulaires, qui sont constantes. Du reste, nous devons attacher peu de confiance au rapport d'un anatomiste qui prétend n'avoir jamais rencontré de valvules ni dans les veines tibiales, ni dans les veines péronières. M. Sappey les a toujours trouvées, et, d'après nos recherches, nous nous joignons à l'opinion de ce judicieux observateur.

Plusieurs injections, poussées modérément de bas en haut, m'ont prouvé que leurs valvules étaient suffisantes dans une circulation tranquille. Si quelquefois les jugulaires internes ont été injectées dans leur continuité, j'ai pu me convaincre ensuite, par la dissection, que les replis membraneux étaient dans l'état de repos, et que le liquide, après s'être engagé dans les scapulaires, de là dans les vertèbres, avait gagné les sinus du crâne, et était descendu par les golfes des veines jugulaires. C'est en suivant ce trajet que la matière à injection, quoique poussée de bas en haut, peut remplir tout le système veineux de la tête, du cou, des rachis, et regagner le cœur, soit par la veine azygos, soit même par la veine cave inférieure. Telle est en effet la voie que suit le sang veineux dans le reflux que lui imprime le cœur.

D'après M. Sappey, les valvules des jugulaires jouent un rôle de chaque instant; à chaque contraction de l'oreillette, elles étendent leurs cloisons membraneuses, qui, en limitant le reflux sanguin, forcent à un temps d'arrêt la colonne qui lui est supérieure, et constituent, par ce double mécanisme, le pouls veineux. C'est maintenant, que nous connaissons l'appareil valvulaire des régions supérieures, que nous pouvons limiter l'impulsion transmise à l'ondée sanguine par le cœur. En arrière, elle s'étendra jusqu'à la valvule de l'azygos; en haut, elle sera arrêtée par les replis des jugulaires, et latéralement les valvules des sous-clavières, et, au besoin, celles de l'axillaire lui fourniront une digue infranchissable.

Les valvules des jugulaires ne sont pas seulement de la plus haute importance dans le mécanisme que nous venons d'exposer, mais encore dans les positions déclives de la tête, en empêchant le brusque retour du sang veineux vers le cerveau; aussi est-ce dans la vie intra-utérine qu'elles acquièrent leur plus parfait développement, et résument les plus grands avantages que puisse rendre l'appareil valvulaire à la circulation.

Chez le fœtus, où 19 fois sur 20 la tête est dirigée vers le sol, les replis membraneux des jugulaires peuvent être assimilés, quant aux usages, à ceux que nous rencontrons plus tard dans les extrémités inférieures.

En effet, si nous résumons leurs pricipaux attributs pendant la vie intra-utérine, nous constaterons :

1° Qu'elles facilitent l'ascension de la colonne liquide du cerveau vers le cœur ;

2° Qu'elles forment une digue au reflux sanguin, dépendant de la contraction auriculaire ;

3° Qu'en oblitérant les cavités veineuses, elles empêchent le torrent circulatoire d'obéir aux lois de la pesanteur, et préviennent la congestion cérébrale sans cesse imminente.

Influence des gaînes aponévrotiques sur l'intégrité de l'appareil valvulaire des veines de la région cervicale.

C'est à M. P. Bérard (*Arch. gén. de méd.*, t. 23, p. 169 ; 1832) que nous devons la connaissance des connexions intimes qui relient les veines innominées, sous-clavières, jugulaires, aux plans aponévrotiques de la région cervicale. Par cette heureuse disposition, les cavités veineuses restent béantes, et les parois, contenues dans un cylindre fibreux, se refusent à une distension exagérée.

Si ces rapports expliquent au physiologiste comment le sang veineux se précipite dans la poitrine au moment de l'inspiration, s'ils préviennent le chirurgien de la facile introduction de l'air dans les veines du cou à la suite d'une solution de continuité, ils nous rendent compte également de l'efficace protection qu'ils prêtent aux replis membraneux, en s'opposant aux tiraillements des parois et à la dilatation de la lumière du vaisseau, altération qui, en provoquant l'insuffisance, aurait produit de graves désordres dans la circulation de la colonne liquide. Aussi l'éminent professeur de la Faculté de Paris, par ses études anatomiques et physiologiques sur les aponévroses du cou, a-t-il jeté une vive lumière non-seulement sur les principaux phénomènes de la circulation et sur les causes de la funeste introduction de l'air dans les veines, mais encore sur le rôle protecteur des gaînes aponévrotiques, pour la parfaite intégrité du mécanisme valvulaire.

TABLE DES MATIÈRES.

Iʳᵉ PARTIE.

IIᵉ PARTIE.

QUESTIONS

SUR

LES DIVERSES BRANCHES DES SCIENCES MÉDICALES.

Physique. — Donner les meilleurs modes de chauffage pour un hôpital.

Chimie. — Des caractères des oxydes de fer anhydres ou hydratés.

Pharmacie. — Des préparations pharmaceutiques qui ont pour base l'ammoniaque et le carbonate d'ammoniaque.

Histoire naturelle. — Des caractères de la tribu des chicoracées, et indication des médicaments qu'elle fournit.

Anatomie. — Des nerfs du globe de l'œil.

Physiologie. — Des fonctions de la rétine.

Pathologie interne. — De l'hypertrophie en général.

Pathologie externe. — Diagnostic différentiel des diverses espèces d'angine.

Pathologie générale. — Du rôle joué par les altérations du sang dans la production des maladies.

Anatomie pathologique. — Des calculs biliaires.

Accouchements. — Du thrombus de la vulve ou du vagin pendant l'accouchement.

Thérapeutique. — De l'action de la digitale sur l'homme sain et sur l'homme malade.

Médecine opératoire. — Du traitement des polypes utérins.

Médecine légale. — Un individu dont on trouve le corps pendu a-t-il été pendu pendant sa vie ou après sa mort?

Hygiène. — Des premiers rapports qui s'établissent entre l'enfant nouveau-né et la température atmosphérique.

Vu, bon à imprimer,

BÉRARD, Président.

Permis d'imprimer.

Le Recteur de l'Académie de la Seine,

CAYX.

Paris, le 25 février 1854.

9 782019 229900